北京协和医院

风湿免疫科疑难病诊断

——协和医生临床思维例释

（第4集）

顾问　张乃峥　董　怡　蒋　明　唐福林　于孟学

主编　沈　敏　王　迁　李　菁　赵丽丹

编者（按姓氏拼音为序）

陈　华　费允云　侯　勇　蒋　颖　冷晓梅

李　菁　李梦涛　刘金晶　沈　敏　史　群

苏金梅　田新平　王　立　王　迁　吴　迪

吴庆军　吴婵媛　徐　东　尤　欣　曾小峰

曾学军　赵丽丹　赵　岩　张上珠　张　文

张　烜　张奉春　郑文洁　周佳鑫

中国协和医科大学出版社

图书在版编目（CIP）数据

风湿免疫科疑难病诊断. 第 4 集／沈敏主编. —北京：中国协和医科大学出版社，2013.8

（协和医生临床思维例释）

ISBN 978－7－81136－874－1

Ⅰ. ①风… Ⅱ. ①沈… Ⅲ. ①风湿性疾病－疑难病－诊断 ②自身免疫病－疑难病－诊断 Ⅳ. ①R593.210.4

中国版本图书馆 CIP 数据核字（2013）第 124435 号

风湿免疫科疑难病诊断（第 4 集）
　　——协和医生临床思维例释

主　　编：沈　敏　王　迁　李　菁　赵丽丹
责任编辑：吴桂梅

出版发行：中国协和医科大学出版社
　　　　　（北京市东城区东单三条 9 号　邮编 100730　电话 010-65260431）
网　　址：www.pumcp.com
经　　销：新华书店总店北京发行所
印　　刷：小森印刷（北京）有限公司

开　　本：850mm×1168mm　1/32
印　　张：7.75
字　　数：180 千字
版　　次：2013 年 8 月第 1 版
印　　次：2022 年 10 月第 3 次印刷
定　　价：38.00 元

ISBN 978－7－81136－874－1/01

序

　　北京协和医院《风湿免疫科疑难病诊断》的出版受到了广大风湿病医生的欢迎，很多医生在不同的场合向我们表示希望我们能够继续搜集有代表性的病例提供给大家，也有的医生给我们寄来了热情洋溢的信表达对《风湿免疫科疑难病诊断》的欢迎。他们的这些鼓励为我们继续搜集编写《风湿免疫科疑难病诊断》系列书籍树立了极大的信心。

　　现在在我们科已经形成了一种制度，凡管理病房工作的主治医师在离开病房前，都要总结在病房工作期间最有意义的十几个病例报告给大家，这些病例中有危重病人治疗成功的范例，有病情复杂诊断困难、经过艰苦工作明确诊断的病例，也有不成功的经验教训病例。通过大家对这些病例的回顾和分析，我们都从中受到很多启发。我们提供给大家的病例主要是这些病例中的一部分，希望能为读者提供一定的帮助。

北京协和医院风湿免疫科主任　教授

张奉春

2013 年 5 月于北京

目 录

第 一 章

循序渐进(step by step)

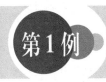

第1例 咯血–下肢肿痛–结节红斑

患者男性，40岁。因"反复口腔、外阴溃疡2年，咯血6个月，下肢肿痛1个月"于2011年10月11日入院。

患者于2011年4月无明显诱因出现咯血，色鲜红，量约1000ml，伴意识丧失、面色苍白，否认胸痛，外院给予止血、补液、抗感染等对症治疗，咯血症状缓解。

咯血的病因多种多样，包括肿瘤、急慢性感染、肺栓塞等，但这些疾病的共同之处便是造成了肺血管的破坏，从而造成出血。患者咯血时出血量很大、速度很快，引起了血流动力学的改变，造成了意识丧失，应该积极寻找病因，但患者当时没有做进一步检查，为其病情后来的变化埋下了隐患。

2011年9月患者行走100米后出现双下肢肿痛，伴右小腿胫前结节红斑，直径约1cm。

结节红斑是皮肤血管炎的特征性表现之一，结合患者此前出现的肺血管病变，应高度怀疑系统性血管炎，但仍需除外肿瘤、感染等引起继发性血管炎的可能。患者新出现的双下肢肿痛是否也与血管炎相关呢？

患者于外院查：血常规：白细胞（WBC）7.84×10^9/L，血红蛋白（Hb）91g/L，血小板（PLT）409×10^9/L；血红细胞沉降率（ESR）70mm/1h，C反应蛋白（CRP）28.3mg/L；下肢血

管彩超提示"双侧髂静脉、右侧股静脉血栓形成";肺通气/灌注显像"考虑肺栓塞"。

血管超声提示双下肢多发深静脉血栓（deep venous thrombosis, DVT）形成,应为患者双下肢肿痛的原因。DVT是肺栓塞的常见病因,但DVT与患者5个月前出现的大咯血是何关系呢?是直接引起咯血的原因,还是二者都是基础疾病的表现呢?从症状出现的时间顺序上看,似乎后者的可能性更大,那么基础疾病究竟是什么呢?从受累的血管类型（深静脉、肺动脉、皮肤小动脉）来看,白塞病可能性大。

2011年10月患者在我院门诊查体见右小腿胫前、外侧两个结节红斑,龟头、阴茎、阴囊、腹股沟可见数个白色瘢痕。肺动脉CT成像（CTPA）:双肺多发肺动脉瘤形成,右肺中叶内侧段肺动脉栓塞,双肺胸膜下多发小斑片、梗死不除外（图1-1）。针刺试验阳性。经追问,患者回忆起近2年来反复出现口腔、外阴溃疡,疼痛明显。

至此患者白塞病的诊断已经明确,临床情况良好,没有肿瘤和感染的证据,目前血管炎病情活跃,应该积极治疗,即给予大剂量激素和环磷酰胺（CTX）治疗。但是患者在治疗上还存在一对矛盾,那就是多发肺动脉瘤和广泛多发深静脉血栓合并肺栓塞:广泛深静脉血栓合并肺动脉栓塞按照诊疗常规需要积极抗凝治疗,但患者同时存在双肺多发动脉瘤,有随时破裂出血致死的风险。临床决策应如何选择?

患者入院后完善各项检查:血常规:WBC $10.25 \times 10^9/L$, Hb 98g/L, PLT $462 \times 10^9/L$;肝肾功能正常;ESR 31mm/1h,

CRP 14.15mg/L；抗核抗体、抗可提取性核抗原抗体、抗中性粒细胞胞浆抗体、抗心磷脂抗体及抗β_2-糖蛋白1均阴性；CT静脉成像：双侧髂外静脉内低密度充盈缺损，左侧延伸至股静脉，血栓形成可能。

　　胸外科会诊医师认为无法经手术完全切除多发肺动脉瘤，且手术的死亡风险极高。介入科会诊医师考虑经肺动脉造影行肺动脉瘤栓塞风险大，不易完全栓塞，且需经上肢静脉行插管造影，操作难度很大。最终经全科查房，建议暂不行手术及介入治疗，也暂不给予抗凝或抗血小板聚集治疗，应积极给予大剂量激素及环磷酰胺治疗原发病。

　　给予甲泼尼龙48mg qd、CTX 125mg qd，2周后复查ESR 4mm/1h、CRP 0.99mg/L，患者未再出现口腔溃疡、外阴溃疡、皮肤异常及咯血，平地行走2000米以上可出现双下肢水肿，抬高下肢休息后可好转。2个月后随诊时复查CTPA见双肺动脉瘤明显变少、变小（图1-2），未见新发肺栓塞灶，ESR及CRP正常。

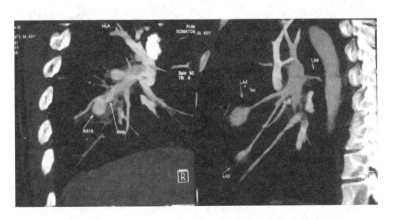

图1-1　肺动脉CT成像（CTPA）示双肺多发肺动脉瘤形成

最终诊断：白塞病（多发肺动脉瘤、DVT、肺栓塞）

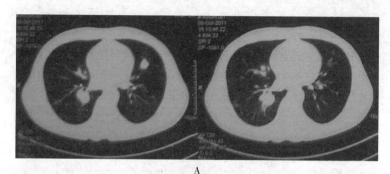

A

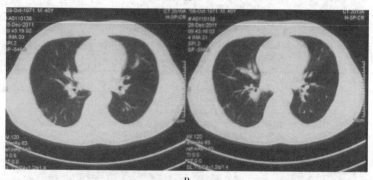

B

图 1-2 经糖皮质激素和环磷酰胺治疗后复查 CTPA 见双肺动脉瘤明
显变少、变小：A 2011 年 10 月治疗前 CT 示双肺多发动脉
瘤；B 2011 年 12 月治疗 2 个月后双肺动脉瘤减少变小

白塞病（Behcet's disease，BD）也称贝赫切特病、口-眼-
生殖器三联征，是一种慢性全身性血管炎性疾病。临床表现为
复发性口腔溃疡、生殖器溃疡、皮肤损害、关节炎等；也可累
及眼、心脏、血管、神经系统、消化道、肺、肾、附睾等。BD

血管损害较为少见，各级静脉及动脉均可受累。BD静脉受累常表现为血栓性静脉炎及血栓形成，通常呈复发性或多发性，可累及四肢静脉、腔静脉、门静脉系统、颅内静脉窦等，其中下肢静脉损害最为多见，静脉系统严重的梗阻和闭塞可导致布-加综合征。BD动脉受累较静脉受累少见，但可导致大-中动脉出现瘤样扩张或闭塞，如腹主动脉、肺动脉、肾动脉、下肢动脉等，有发生缺血坏死和破裂出血的危险，其中肺动脉瘤破裂出血致死的风险极高。BD的基本病理改变为血管炎症，可累及大、中、小动脉或静脉，表现为血管周围淋巴单核细胞浸润，也可见浆细胞、嗜酸粒细胞、巨噬细胞和中性粒细胞浸润；BD静脉受累表现为血管内皮细胞肿胀、增生，管壁水肿，肌层分离，管腔狭窄，血栓形成；BD动脉受累表现为内膜破坏，中膜纤维化增厚，有闭塞倾向，可引起组织缺血和坏死，也可引起中膜坏死而形成假性动脉瘤。土耳其进行的一项2319例BD患者研究中，血管受累概率为14.3%，其中血栓性浅静脉炎占53.3%、DVT形成占29.8%、动脉受累占3.6%。因BD病理改变主要为血管炎症，治疗上多采取较强的免疫抑制治疗。

关于BD急性DVT的治疗，欧洲抗风湿病联盟（EULAR）推荐应用糖皮质激素、硫唑嘌呤、CTX或环孢素A，不推荐抗凝、抗血小板及抗纤溶治疗，主要考虑到BD患者的深静脉血栓与发生炎症的血管壁黏附紧密、不易脱落造成栓塞，而且DVT可能同时合并肺动脉瘤，抗凝及抗血小板治疗可能会引起严重咯血，从而致死。BD患者肺内动脉瘤多为假性动脉瘤，经积极治疗原发病常可见到肺内动脉瘤变小，从而降低破裂出血致死的风险；对于动脉瘤合并DVT的BD患者，血栓脱落致栓塞的概率很低，而抗凝、抗纤溶或抗血小板聚集治疗会增加动脉瘤破裂出血的风险，按照2008年EULAR的建议，肺动脉瘤合并DVT的BD患者，不考虑行手术及抗凝或抗血小板聚集治疗。

BD 动脉受累常引起严重并发症，其中肺动脉瘤破裂是 BD 主要死亡原因之一，早期发现并积极给予大剂量激素及 CTX 治疗，可显著改善 BD 肺动脉瘤患者的预后。BD 外周动脉瘤的治疗，推荐积极应用 CTX 和糖皮质激素，同时考虑采用外科手术或介入干预，若动脉瘤迅速增大、破裂风险高、引起组织严重缺血，需要紧急行手术或介入干预，同时加用激素及免疫抑制剂治疗。介入治疗包括动脉瘤栓塞治疗、带膜支架置入隔绝瘤体治疗等，与外科手术类似的是可以防止动脉瘤的破裂。但若手术或介入治疗时血管壁炎症未得到控制，可能会导致术后出现出血、吻合口假性动脉瘤、感染及血栓形成等并发症。所以术后应尽早开始应用大剂量激素及免疫抑制剂治疗，免疫抑制剂推荐给予 CTX 治疗 2 年后序贯硫唑嘌呤长期维持，以免 BD 血管病变复发。

本例患者有反复口腔、外阴溃疡，皮肤结节红斑，双肺多发动脉瘤及深静脉血栓，BD 诊断明确。患者入院时处在 BD 高度活动的阶段，广泛累及肺动脉、多处深静脉及皮肤黏膜微小动脉，而且是 BD 中肺动脉瘤合并深静脉血栓的典型表现，虽然临床表现凶险、预后差，但是国内外风湿科医师已经积累了丰富的临床经验，为患者选择了最适合的治疗方案。系统性血管炎临床表现复杂，在基础医疗系统中的认识不充分，诊断困难，尚需进一步提高认识。

（李 忱 李 菁）

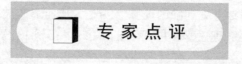

专 家 点 评

郑文洁 医师：这是一例典型的血管型白塞病（BD）。

BD 血管受累以男性多见，各级动、静脉均可受累，且动、静脉同时受累多见。本例患者同时存在下肢深静脉血栓（DVT）和肺动脉瘤，在抗凝治疗上存在矛盾。一般来说，为降低肺栓塞的并发症，DVT 患者需要抗凝治疗，但本患者合并肺动脉瘤，抗凝治疗会增加动脉瘤破裂的风险。笔者分析了 BD 血管受累的特殊性，包括 BD 患者静脉血栓往往黏附于血管壁，不易脱落造成栓塞；虽然 DVT 是 BD 常见并发症，但肺栓塞发生罕见；BD 肺动脉瘤多为假性动脉瘤，积极治疗原发病可使病变减小。结合 EULAR 指南，强调了 BD 血管受累治疗的关键是原发病的治疗，对肺动脉瘤合并 DVT 不推荐抗凝、抗血小板治疗。

第 2 例　发热 – 小腿红肿溃破 – 心内占位

患者男性，19 岁。因"反复口腔溃疡 4 年，发热 5 个月，发现心室占位 1 个月"于 2011 年 2 月 15 日入院。

患者于 2010 年 9 月出现午后低热、略胸闷，10 月出现左小腿中部红、肿、热、痛，并出现溃疡，创面约 10cm×15cm，发热同前。行清创植皮术，应用多种广谱抗生素，创口愈合良好，仍有低热。12 月心脏超声发现"右心室内高回声光团 2.7cm×1.3cm"，血培养示"溶血性葡萄球菌"一次，先后应用万古霉素、青霉素、头孢菌素各 1 周余，患者仍有低热。

从患者发热、皮疹、心内占位病变、血培养阳性结果来看，需要考虑感染性心内膜炎（infective endocarditis，IE），但是左小腿似乎不是菌栓脱落后栓塞引起梗死的常见表现和部位（IE 皮肤表现多为淤点、Osler 结节或 Janeway 损害，多位于肢端），IE 脱落的菌栓较大时也可引起严重腹痛、脾梗死等。患者左下肢皮疹累及的范围较大，考虑由心内占位脱落引起的可能性比较小。

2011 年 1 月 5 日患者突发高热，伴右胸痛，咳血丝痰，1 月 9 日外院复查心脏超声示"右心室侧壁异常团块样回声 52mm×23mm×38mm，基底宽大"；胸片示"肺炎"，血气分析正常，3 小时内连续抽 3 次血培养均为阴性，给予头孢哌酮、舒巴坦、替考拉宁抗感染治疗次日体温正常，但多次查血白细胞（WBC）、红细胞沉降率（ESR）及 C 反应蛋白（CRP）均显著升高。1 月

17日查心脏MR示"心脏多发占位：右心室腔内类圆形占位35mm；左心室腔内后组乳头肌旁类似占位约10mm×13mm；左心室前壁近中段类圆形异常信号，直径15mm，与左心室壁分界尚清；左心室侧壁中远段收缩运动减弱；左心室侧壁外侧占位，考虑心包下占位病变，囊肿伴出血；右胸腔积液伴右下肺不张，右肺门增大"（图2-1）。

患者心内占位从右心"播散"到了左心，而抗感染治疗可以使体温降至正常，需高度怀疑IE。但是患者新出现的心包下占位和左心室壁运动异常也是IE引起的吗？

2月1日患者就诊我院，门诊补充病史：自2007年起患者反复出现痛性口腔溃疡，1次多发痛性阴囊溃疡；2008年年底因双眼视物异常诊为"视网膜静脉周围炎"，激素治疗20天有效，2009年曾予激素治疗2个月，未再出现口腔溃疡、外阴溃疡及视力改变。故考虑患者白塞病诊断明确，心内占位由白塞病引起可能性大，加用泼尼松30mg qd及环磷酰胺（CTX）100mg隔日一次口服，监测血WBC、ESR、CRP逐渐下降至正常范围。

查体、问病史是临床医师的重要基本功，一些被忽视的细节往往会成为风湿免疫科医师揭开"谜底"的金钥匙。这时再考虑患者左下肢的溃疡，就不难用白塞病的皮肤表现——结节红斑来解释了。这名年轻男性患者有白塞病血管病变、眼部病变、皮肤黏膜病变等多种表现，是否应给予更积极的治疗呢？能否完全除外IE？肺内病变是否也是由白塞病引起的呢？要解答这些问题，有待于入院后进一步的检查和评估。

患者入院后查血、尿、便常规正常；乙肝五项：HBsAg、

HBeAb、HBcAb（＋）；HBV-DNA < 10^3 copies/ml；补体：CH50 和 C4 升高；ESR 5mm/1h；抗中性粒细胞胞浆抗体（－）；抗 β_2-GP1 抗体及抗心磷脂抗体（－）；抗人类白细胞抗原 HLA-B_5（－）；抗核抗体、抗双链 DNA 抗体及抗可提取性核抗原抗体均（－）。心电图：轻度 ST-T 改变。心脏超声：右心室腔内侧壁包块，大小约 41mm×26mm，基底宽 40mm，无蒂，左心室后壁中段局限性变薄，无运动，左心室侧壁运动减低，肺动脉压 40mmHg，三尖瓣前叶轻度脱垂、轻度关闭不全。需氧及厌氧血培养 20 小时报警为支气管博德特菌。肺动脉 CT 成像（CTPA）：右肺下叶动脉栓塞，仅后基底段动脉远段显影；右下肺胸膜下肺实变及索条影，两侧胸膜增厚，双侧胸腔少量积液，右心室内占位。血管彩超：下腔静脉血栓形成伴侧支形成。静脉 CT 成像（CTV）：下腔静脉、左髂总静脉及双肾静脉内多发血栓形成；肝左叶内侧段及右后叶多发楔形强化减低区，双肾多发小楔形梗死区（图 2-2）。眼科检查未见异常。

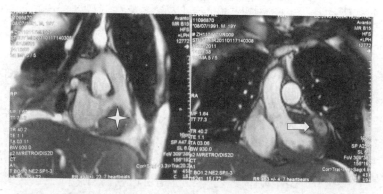

图 2-1　心脏磁共振检查可见右心室占位（星号）和心包下占位（箭头）

　　进一步检查提示，患者白塞病心血管受累非常广泛，包括多发深静脉、肺动脉以及双侧心室，同时合并IE。经心外科、血管外科、感染科及心内科多科会诊后加用抗凝治疗，继续原方案抗感染治疗至6周，复查血培养2次阴性后停用抗生素。因患者存在乙肝病毒感染，激素和免疫抑制剂的治疗未再加强，并加用了拉米夫定抗病毒治疗。

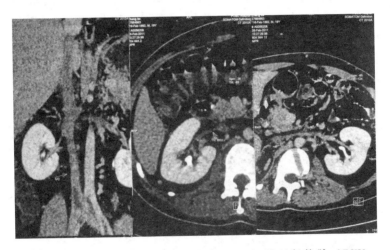

图2-2　静脉CT成像可见下腔静脉（IVC）及双肾静脉（RKV、LKV）内多发血栓形成

　　患者出院后在门诊定期随诊，未再出现口腔溃疡、外阴溃疡或皮肤病变，炎症指标均在正常水平，长期口服拉米夫定未出现乙肝病毒活跃复制。出院6个月后复查血管彩超及CTV未再见静脉血栓，心脏超声提示左心室占位消失，右心室占位明显缩小。随诊1年时复查心脏超声示右心室仅剩少量纤维性团块影，停用口服CTX，改为甲氨蝶呤及硫唑嘌呤维持。随诊18个

月时复查心脏超声未再见到心内占位，仅左心室侧壁局部轻微运动异常，停用抗凝治疗。

最终诊断：白塞病（心内占位、心肌病变、广泛深静脉血栓、肺栓塞）、IE、乙肝病毒携带。

这是一例白塞病（BD）血管广泛受累的病例，其特殊之处在于有突出的心脏受累和心内占位表现。BD心脏受累的患者在临床病例中占1%~5%，但在日本进行的一项BD患者尸检的研究中发现其比例高达16.5%（包括心脏增大、心内膜炎、心包炎，还有少部分为心肌梗死和心肌炎）。而心内占位在BD患者中非常少见，仅有个案报道，大部分为心腔内血栓（可同时伴有心肌病变或心内膜病变），个别还有心内膜－心肌纤维化、心内膜弹性纤维组织增生、炎性包块和囊性变等（同时可合并血栓形成）。

1. BD患者心腔内血栓多见于右心，自1977年被首次报道以来不超过40例，左心室血栓仅见3例，左心房血栓仅1例。右心血栓常常成为肺栓塞的高危因素，Mogulkoc等对文献进行回顾分析发现，BD合并心内血栓的患者中1/3有肺梗死。心内血栓还常与心肌炎、心内膜炎、心内膜纤维化、全心炎伴发，但有的病例中血栓是附着在完全正常的心内膜上。

2. 与合并心内血栓相比，BD合并心内炎性包块比较少见，Lee等报道了4例BD合并炎性包块的病例均位于右心，主要附着于右心室，病理提示心内膜纤维素沉积、新生血管形成和纤维化，在新生成的血管中还可以见到急性血管内皮炎。但是心内炎性包块的发生率可能并不像文献中报道的这么低，因为大部分心内包块均未行病理检查。例如本例患者右心室内的占位在心脏超声中就表现出两种形态：较表层的类似血栓，经激素、免疫抑制剂及抗凝治疗后很快吸收；靠近基底部的类似炎症包块，经治疗约 18 个月后才完全吸收。

3. 心内囊性变既往仅有一例报道，位于右心房，囊内充满急性炎症渗出物和纤维素。

4. 心内膜 – 心肌纤维化的病理表现为心内膜不同程度的炎症（粒细胞及单个核细胞浸润）、致密的纤维组织和新生血管形成，炎症可延伸至心肌层，右心室是最常受累的部位，几乎均伴有血栓形成和瓣膜功能障碍（与心内膜纤维化累及瓣叶或乳头肌有关），心力衰竭较为常见（可能与合并瓣膜病变有关）。

5. 心内膜弹性纤维组织增生的表现是由于纤维组织和弹性组织的增生造成心内膜的增厚，在儿童多见，成人中罕见，常伴先天性心脏异常、感染或基因突变。

2012 年乐偲等总结了北京协和医院近 20 年来收治的 6 例确诊 BD 合并心内占位的病例，共有 9 处心内占位，其中 2 个位于左心室，3 个位于右心室，4 个位于右心房，提示右心比较常见，这与以往的文献是一致的，可能与右心压力较低、有利于心内占位形成有关；还有 2 例（包括本例患者）存在心包腔占位。各占位大小不一，有的位于心尖，有的附着于室间隔，也有的附着于游离的心室壁，甚至可以延伸至相邻的心腔内。虽然 1 例患者左心室内有巨大占位，但这 6 例患者均未表现出明显的心衰症状。6 例患者中 5 例合并肺梗死，可能与肺动脉血栓形成或右心内血栓脱落有关。有 2 例患者接受了心室占位的摘除术，术后病理报告分别为炎性包块、炎性囊性变以及血栓形成；2 例患者术后短期（于我院免疫内科就诊前）未接受激素及免疫抑制剂治疗，其中一例患者随访至术后 5 个月未再出现心内占位，另一例患者则再次出现右心室占位。这 6 例患者最终于我院风湿免疫科就诊，在除外肺动脉瘤后接受激素、免疫抑制剂及抗凝治疗，随访至 1 年时，3 例患者心内占位完全吸收，另 3 例患者部分吸收，均未再出现新发的心内占位。

心内占位需要与肿瘤仔细鉴别，以避免不必要的心外科手术。虽然心脏肿瘤可以合并 BD，但其概率是非常低的，这时则必须进行病理检查以明确诊断。心内炎性包块在合并发热时很难与 IE 鉴别，有时二者还可以同时存在，但是 BD 心内占位的病理表现多为慢性进行性病变合并急性或慢性炎症，而 IE 则多为急性或亚急性炎症。典型的心内膜损伤和纤维素的沉积也有利于二者的鉴别诊断。心内占位合并心力衰竭或瓣膜病变时需考虑行手术治疗，同时应用激素及免疫抑制剂治疗，以减少外科并发症的发生。

本例患者有反复口腔、外阴溃疡，皮肤血管炎性损害（结节红斑），眼底血管病变，BD 诊断明确。而且患者在 BD 合并心内占位、心肌病变、广泛深静脉血栓和肺栓塞的基础上还存在 IE。经过规范的抗感染治疗，去除了感染的因素。而规范的激素、免疫抑制剂治疗也让患者得到了最大获益，随访至 6 个月时广泛的深静脉血栓均已吸收，随访至 18 个月时心室内的占位也完全吸收。合并严重心血管病变的男性 BD 患者预后较差，应积极治疗，长期给予硫唑嘌呤和（或）甲氨蝶呤维持治疗，定期随访，以免病情出现严重的复发。

（乐 偲 李 菁）

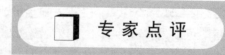

专 家 点 评

吴庆军 医师：在我国，白塞病（BD）是一种较为常见的慢性、复发性、炎症性疾病，除了常见的黏膜、皮肤和眼部病变外，胃肠道、中枢神经系统和大血管病变也不少见，且是影响患者预后的主要因素。近年来 BD 的心脏（心包炎/心包积液、心瓣膜病变、冠状动脉病变和心腔内占位等）和肺脏病变（肺栓塞、肺动脉瘤、肺动脉高压和肺内病变等）受到重视。

本例是以心血管病变（多发深静脉血栓、肺栓塞和心腔内占位）为突出表现的青年男性 BD 患者，同时合并感染性心内膜炎，通过全面评估和合理治疗，获得了良好的短期和长期疗效。本文还详尽描述了心腔内血栓、心内炎性包块、心内囊性病变、心内膜-心肌纤维化、心内膜弹性纤维组织增生等不同性质的心腔内占位病变。此外，本文还总结了北京协和医院诊治的 6 例表现为心腔内占位 BD 的临床特征、治疗措施和预后。必将有助于提高对 BD 心腔内占位病变的认识。

第3例 发热-皮疹-肌痛-心脏杂音

患者女性，16 岁。因"双下肢肌痛 4 个月，足底肿胀伴皮疹发热 3 个月"于 2012 年 2 月 8 日入院。

患者 2011 年 10 月无诱因出现双下肢股外侧及腓肠肌疼痛，无关节肿痛、肌无力、口腔溃疡、雷诺现象。随后出现左足底弥漫性非凹陷性肿胀，伴足跟部及足趾散在多发米粒大小红斑，伴针刺样疼痛，并出现发热，体温最高 38.6℃，无畏寒、寒战，伴心悸、阵发性腹部隐痛。当地医院查血常规：白细胞（WBC）10.1×10^9/L，中性粒细胞（N）64.7%；24 小时尿蛋白定量 0.429g；尿常规：潜血（+++），异形红细胞 70%；血红细胞沉降率（ESR）103mm/1h，C 反应蛋白（CRP）58mg/L；给予青霉素治疗约 1 周患者症状好转。因检查发现抗组蛋白抗体（AHA）、抗心磷脂抗体、抗 β_2-糖蛋白 1 抗体（β_2-GP1）（+），类风湿因子（RF）（+），抗环瓜氨酸肽抗体、抗核周因子抗体和抗核抗体（ANA）（−），又考虑"结缔组织病"，给予泼尼松 60mg qd，此后足底肿痛再发，皮疹增多，并再次出现中等度发热伴双手掌心内散在黄豆大小痛性硬结。我院查血常规：WBC（18.38～27.36）$\times 10^9$/L，N 92.0%，血红蛋白及血小板正常；肝肾功能、肌酸激酶正常；尿常规：蛋白 0.15～0.3g/L，红细胞 200×10^6/L，异形红细胞 100%；ESR 96mm/1h，CRP 80.91mg/L；降钙素原 30.7ng/ml；双下肢静脉 B 超：未见血栓形成。

既往史（−）。

家族史：父亲患"急性淋巴细胞白血病"，母亲患"甲状腺癌"。

患者是青少年女性，亚急性病程4个月，主要表现为反复下肢肌痛、足底肿痛，伴有手足痛性结节样皮疹和发热，多次尿检提示肾小球源性镜下血尿和少量蛋白尿，炎症指标 ESR、CRP、WBC 等明显升高；有 AHA、RF 及抗心磷脂抗体阳性；激素治疗效果欠佳，有肿瘤家族史。分析病因有以下可能：

1. 首先考虑感染 病程迁延，间断发热，青霉素治疗一度有效，激素治疗无效。其中①感染性心内膜炎：患者间断发热、消耗症状明显，青霉素治疗曾有效，肢端痛性皮疹需警惕 Osler 结节和（或）Janeway 损害，需仔细查体，积极寻找感染相关证据，多次血培养，超声心动图检查；②布鲁菌病：可引起肌痛、游走性关节痛、皮疹，但其发热多为波状热，常有牛羊接触史，而患者热型与此不符，也缺乏牛羊接触史，可能性不大；③流行性出血热：汉坦病毒为鼠源性疾病，表现为稽留热、出血及休克、肾功能衰竭，患者无典型的"三红、三痛"，肾脏损害以镜下血尿和少量蛋白尿为主，无少尿多尿、肾功能不全表现，无鼠接触史，暂不考虑；④莱姆病：蜱传伯氏疏螺旋体感染性疾病，可引起发热、皮疹和肌痛、关节炎，但患者皮疹并非典型游走性红斑/环形红斑，无流行病学接触史，暂不考虑；⑤结核：青少年女性，反复发热、消瘦，多系统受累（肾脏、腹部、皮肤）表现，激素治疗无效，需查 PPD 试验、肺部 CT、TB-SPOT 以除外。

2. 结缔组织病 青少年女性，发热伴多系统受累，抗心磷脂抗体阳性，炎症指标增高，需考虑：①血管炎：肌痛、肢端血管炎样皮疹、镜下血尿、少量蛋白尿，ESR、CRP 升高为支持点，但患者激素治疗中病情反而进行性加重，故需警惕继发性血管炎（如继发于感染、肿瘤）。可查抗中性粒细胞胞浆抗体（ANCA），必要时肾穿及皮肤活检；②系统性红斑狼疮（SLE）和（或）抗磷脂抗体综合征：青少年女性，AHA、抗心磷脂抗体（＋）、肾小球源性血尿和蛋白尿，但患者 ANA（－），补体不低，不满足 SLE 分类标准，也未发现明确血栓栓塞，血小板不少，不足以诊断抗磷脂抗体综合征；③肌炎/皮肌炎：患者肌痛局限于下肢，以远端为重，无近端肌无力，肌酶不高，无典型皮疹（Gottron 丘疹、向阳疹、披肩征及颈前红斑），不符合肌炎/皮肌炎表现。

3. **血液系统肿瘤**　青少年伴发热的肿瘤以淋巴瘤、白血病常见，患者 WBC 显著增高，有肿瘤家族史，需完善血涂片、腹部增强 CT，必要时行骨髓穿刺。

体格检查：体温最高 39.5℃，手足新发米粒至绿豆大小紫红色斑丘疹伴触痛，二尖瓣区可闻及 Ⅲ～Ⅳ 级吹风样收缩期杂音。

辅助检查：肥达 - 外斐试验、布氏杆菌凝集试验、巨细胞病毒 DNA（－）；ANA19 项、抗可提取性核抗原、ANCA 均（－）；RF 129U/L；补体不低；肌电图：未见肌源性或神经源性损害；B 超：脾大，双肾弥漫性病变，盆腔少量积液；血培养：α-溶血链球菌；超声心动图：二尖瓣赘生物，大小约 8mm × 5mm，二尖瓣轻度关闭不全。

入院后 3 天患者突发左下腹剧烈疼痛，立位腹平片（－），便潜血（＋）。腹部 CT：肝脏体积增大；脾脏增大，脾前缘低密度灶，梗死？右肾楔形低密度灶，梗死可能；左肾动脉中远段闭塞，左肾大片梗死可能。眼科会诊：双眼视网膜可见层间出血，伴 Roth 斑；双肾及肠系膜动静脉血管 B 超：左肾动脉主干流速减低，左肾内动静脉血流信号减少，肠系膜上动脉末端管径增宽。肠系膜上动脉远心段分支未见血流，不除外栓塞。

结合患者心脏病理性杂音、发热、血培养阳性、已证实的心瓣膜赘生物，感染性心内膜炎诊断成立。皮疹、肾脏、胃肠道表现为栓塞及血管炎症相关。结缔组织病可排除。给予阿莫西林/克拉维酸＋阿米卡星抗感染治疗，体温恢复正常，腹痛逐渐缓解。复查超声心动图：二尖瓣前后叶多个强回声甩动，较大者6mm×9mm、11mm×4mm，轻度二尖瓣关闭不全。抗感染3周后患者转心外科，行二尖瓣置换术，手术顺利，术后继续抗感染及华法林抗凝治疗。

最终诊断：感染性心内膜炎、二尖瓣赘生物形成、二尖瓣轻中度关闭不全、多部位（肾、肠系膜、下肢动脉、脾）动脉栓塞。

发热伴皮疹、多系统损害，首先想到的常是自身免疫性疾病如弥漫性结缔组织病、系统性血管炎等。但并不只有自身免疫性疾病会有这些表现，其他一些疾病如感染性心内膜炎、结核病、肿瘤，甚至一些特殊的感染性疾病都可模拟结缔组织病/系统性血管炎样表现，甚至出现低效价自身抗体的阳性，如ANA、抗磷脂抗体等，从而给诊断带来较大困难。本例患者是一例很典型的感染性心内膜炎，但如果轻视查体而忽略心脏杂音的存在将使诊断走更多的弯路，使患者承受许多不必要的检查而延误诊治。

由于感染性心内膜炎可出现血管栓塞症状，如肾脏栓塞出现肉眼/镜下血尿，肢体栓塞出现疼痛和缺血症状，肠系膜动脉栓塞出现腹痛、便潜血阳性，视网膜动脉栓塞引起突盲、脑动脉栓塞引起脑卒中，从而可模拟血管炎表现。并且，由于感染性心内膜炎可激活免疫系统，患者外周血可检出高效价的循环免疫复合物以及类风湿因子，免疫复合物和补体在肾小球基底膜的沉积引起弥漫或局灶性肾小球肾炎，肢端的Osler结节、眼底的Roth斑也与局部免疫复合物的沉积和化脓性栓塞相关。因此，应注意感染性心内膜炎与原发性系统性血管炎相鉴别。虽然 SLE 或系统性血管炎也可以出现发热、肌痛、足底肿痛、腹痛，镜下血尿、蛋白尿，但患者缺乏特征性抗体 ANA，也缺乏明确血管炎证据如 ANCA、特征性耳鼻喉/肺部等症状，兼之激素治疗效果欠佳，反而抗感染治疗有效，因此 SLE 或系统性血管炎这两种可能性大大降低。

随着现代检验技术的发展，临床医师对客观检查的倚重越来越大，使得基本技能如体格检查和体征判断的能力反而被忽视。本例患者的诊治过程提醒我们，仔细的查体不应被客观的检查所取代，有时它是帮助我们走出谜团、防止深陷检验数据海洋的有效途径。

（赵丽丹）

专 家 点 评

张烜医师：发热、皮疹、肌痛、镜下血尿，这些都是风湿免疫病常见的临床表现。容易想到血管炎和结缔组织病。但这个病人病史、体征有较多方面不支持。首先，发热和肌痛抗生素有效，而且她的皮疹为肢端米粒大小痛性红斑，提示 Osler/Janeway 损害，查体发现二尖瓣区杂音进一步指向感染性心内膜炎，最后通过血培养明确诊断。这个病例并不复杂，风湿免疫科专科医师需要注意继发血管炎的发生率要远比原发性系统性血管炎高得多，并注意认真仔细的病史询问和查体，是能够做出及时正确的诊断的。另外需要强调的是，AHA 和 ACL、β_2-GP1 阳性并不特异，在很多其他疾病包括感染、药物和肿瘤都可以出现，解读这些抗体意义一定要结合患者的具体临床表现，避免误诊。

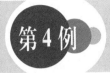

进行性肌无力－肌萎缩－慢性丙型肝炎

患者男性，37岁。因"肌无力4个月"于2011年3月收入院。患者2010年11月初无明显诱因逐渐出现四肢无力，健身时需减少杠铃重量，上楼梯困难，伴四肢酸胀，无发热、皮疹、关节痛。

患者为中青年男性，隐匿起病，慢性病程，主要表现为四肢近端对称性肌无力。肌无力常见的原因可以分为肌源性损害、神经－肌肉接头肌病、神经源性损害和其他全身性或先天性疾病。肌源性损害包括炎性肌病、风湿性多肌痛、感染性肌病、内分泌肌病、药物性肌病等。神经－肌肉接头肌病主要有重症肌无力、Lambert-Eaton综合征。神经源性损害主要有上、下运动神经元病。其他原因还包括周期性低钾、高钾，少见的如进行性肌营养不良、线粒体肌病等。具体原因还需结合病史和查体再进行判断。

患者肌无力逐渐加重，出现梳头困难，平卧时抬头困难，蹲下不能站起，走平路易绊倒，不能拧瓶盖、拧毛巾，休息后力量有所恢复，肩部、四肢肌肉明显萎缩。无吞咽困难、饮水呛咳、言语不利、上睑下垂、视物成双、晨轻暮重。曾补钾治疗，无效。2011年3月外院查肝功能提示丙氨酸氨基转移酶（ALT）125U/L，天门冬氨酸氨基转移酶（AST）70U/L，磷酸肌酸激酶（CK）4825U/L，肌酸激酶同工酶（CK-MB）198U/L，抗核抗体（ANA）阳性1:100，IgG 40g/L（↑），补体C4

0.1g/L（↓），肌电图提示肌源性损害，肌穿刺活检提示少许肌组织变性、间质水肿。自患病以来体重下降约5kg。

既往史：有外伤输血史、长期大量吸烟饮酒史。

家族史：父亲患食管癌。

体格检查：体重72kg，生命体征平稳，纹身，巩膜轻度黄染，心肺腹（－），肩带肌、四肢近端肌肉萎缩，上肢近端肌力Ⅲ级、远端Ⅳ级，下肢近端肌力Ⅳ⁻级、远端Ⅴ⁻级，四肢肌张力正常，双上肢腱反射对称减退，下肢引不出，感觉、共济（－），病理征（－）。

患者由病程早期近端肌无力发展至远端，伴有近端肌肉萎缩，肌酶升高，肌电图提示肌源性损害，肌肉活检病理符合肌炎改变，考虑多发性肌炎（PM）诊断基本明确。肌炎可以合并其他结缔组织病或肿瘤，需筛查相关指标。其他内分泌相关肌病、遗传性肌病、代谢性肌病暂无相关证据。

患者存在肝功能损害，肝损害原因多包括感染、酒精、药物、免疫相关或遗传代谢性疾病等。肌炎患者常常可以出现肝功能异常，但多以AST和乳酸脱氢酶（LDH）升高为主，ALT升高不明显，与本例患者不太相符。患者有长期大量饮酒史，但外院查AST升高并不突出，酒精性肝损害不能解释全貌。入院应除外感染和免疫相关性肝损害的可能。

入院后查血、尿、便常规（－）：生化：ALT 85U/L（↑），AST 173U/L（↑），γ谷氨酰转肽酶（GGT）156U/L（↑），肌红蛋白（Mb）605μg/L（↑），CK 4908U/L（↑）；CK同工酶电泳：CK-MM 92.9%（97.0%～100.0%），CK-MB 2.9%（0～3.0%），肌酸激酶-巨CK₁同工酶（MCK₁）4.2%（0～0）；ESR 30mm/1h（↑），C4 0.06g/L（↓），IgG 27.7g/L（↑），

IgM 7.85g/L（↑）；丙型肝炎病毒（HCV）抗体（＋）、HCV-RNA 7.2×10^{8}copies/L；ANA 斑点型（＋）1:640、抗可溶性核抗原抗体（抗 ENA）、抗组氨酰-tRNA 合成酶抗体（Jo-1）（－）；前列腺特异性抗原、CA19-9、CA24-2、CA72-4、CA15-3、CEA、AFP（－），前列腺 B 超（－）。甲状腺功能正常。乙酰胆碱受体抗体（AchR-Ab）（－）。超声心动图检查正常。肺功能：非特异性通气功能障碍。胸腹 CT（－）。

病毒学检查提示患者存在活动性 HCV 感染。HCV 感染患者有 40%～74% 在病程中可能发生至少一种肝外表现（extrahepatic manifestations of chronic HCV infection，EHM），例如黏膜溃疡、关节痛、肾脏病变、周围神经病变、冷球蛋白血症等。本例患者 PM 是原发性还是 EHM？HCV 感染继发的 PM 能否出现如此严重的肌肉病变？

肌炎/皮肌炎（PM/DM）合并 HCV 感染报道很少。目前尚无 HCV 感染能引起 PM/DM 的直接证据。Nishikai 等报道了一名患者在 HCV 感染后出现 DM，并调查了对照组和 PM/DM 患者的HCV 阳性率，发现后者为 10%，与对照人群相比并无显著升高。文献报道 HCV 合并 DM/PM 的患者均存在近端肌无力（吞咽困难者多见）、血清肌酶升高（CK 200～2300U/L），HCV-Ab 阳性和肝酶升高。Yukio 等对一例 HCV 合并 PM 患者的肌肉组织进行HCV-RNA PCR 分析，证实肌肉组织中存在 HCV-RNA 正链，但并未发现 HCV-RNA 负链，也就是说该患者肌炎并非 HCV 在肌肉组织中复制所致，未发现 HCV 引起 PM 的直接证据。由此推断，HCV 感染引起的免疫应答可能在炎性肌病的发生发展中起到了重要作用。HCV 可通过分子模拟机制激活 B 细胞产生自身抗体，HCV-RNA 复制引起的炎症导致 T 细胞自我激活，从而引起各种 EHM。但本例患者 CK 高达 4908U/L，肌无力及肌萎缩十分突出，这在 HCV 致 PM/DM 的文献中都未曾报道。

　　本例患者肌无力症状明显，肌酶、肌红蛋白、炎性指标升高，均提示炎性肌病病情活动。针对重症肌炎一般采取足量激素联合免疫抑制剂治疗。但是对于活动性 HCV 感染合并自身免疫性疾病（如 PM）的患者，抗病毒治疗是否必要？加用激素治疗是否会促进 HCV 复制而加重肝损害？

　　HCV 肝炎可分为 6 个亚型，其中 I 型对抗病毒治疗疗效较差，而中国人最常见的类型就是 HCV I b 型。国外指南推荐慢性活动性丙型肝炎患者（HCV-RNA >50U/L）可考虑抗病毒治疗（A_2 级），进展中的肝硬化患者应立即开始治疗（B_2 级），而肝损害轻者应权衡治疗利弊（C_2 级）。研究发现抗病毒治疗停药后复发率高达 15%～25%。干扰素（IFN-α）联合利巴韦林是治疗 HCV 感染的标准方案。但 IFN-α 可诱导机体产生自身抗体，诱发或加重自身免疫疾病，包括 PM。本例患者肌炎表现突出，虽有 HCV 活动性感染，但目前肝功能正常，很可能对抗病毒治疗不敏感，并且抗病毒治疗副作用多、停药后复发率高，可能会干扰到肌炎的治疗过程，权衡利弊，暂不考虑给予抗病毒治疗。

　　给予患者泼尼松 60mg qd 及甲氨蝶呤 20mg qw 治疗，肌力明显改善，平卧时可抬头，双手可完成精细活动。2 周后复查 HCV-RNA 为 1.2×10^9 copies/L；肝功能：ALT 116U/L，AST 133U/L，GGT 129U/L，LDH 379U/L；CK 2739U/L。

　　激素治疗后患者症状明显改善，CK 下降，但 HCV-RNA 拷贝数轻度增加，ALT 出现缓慢升高的趋势。考虑肝损害可能与甲氨蝶呤药物不良反应有关。能否找到另一个免疫抑制剂，肝损害副作用小，并且既能有效控制肌炎又不增加 HCV 复制？复习文献，发现环孢素 A 为较理想的选择。环孢素 A 在体内主要通过抑制钙调磷酸酶和亲环素 B 两条代谢途径发挥作用，前者起免疫抑制作用，后者可抑制 HCV 复制。

停甲氨蝶呤，给予环孢素 A 150mg/d（2mg/kg）。1 周后复查 HCV-RNA 为 1.5×10^{8} copies/L；肝功能：ALT 72U/L，AST 102U/L，GGT 105U/L，LDH 358U/L。患者病情平稳出院。

3 个月后门诊随诊，患者肌力明显改善，能上下楼梯、蹲下站起，肌萎缩亦改善明显。复查肝功能正常，CK 2573U/L，HCV-RNA 7.5×10^{8} copies/L。泼尼松已减至 35mg qd，环孢素 A 已加至 200mg/d。继续门诊随诊。

最终诊断：多发性肌炎，慢性丙型肝炎。

关于 HCV 合并自身免疫性疾病尤其是 PM/DM 诊治方面的研究还很缺乏。通过本例患者和文献复习，我们认识到 HCV 所致免疫损伤可引起 PM/DM，HCV 活动性感染可能与自身免疫病合并存在。既要治疗自身免疫病，又要尽可能减少 HCV 复制引起肝病进展的风险，给临床提出很大难题。针对患者具体情况权衡利弊、进行个体化治疗非常重要。

（陈 艳 沈 敏）

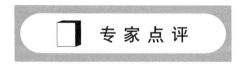

专 家 点 评

郑文洁医师：越来越多的研究显示病毒感染和自身免疫性疾病密切相关。其中，慢性丙型肝炎病毒（HCV）与冷球蛋白血症的关系已被多项研究证实。HCV 感染可表现为一系列

"肝外表现"、诱导机体产生多种自身抗体，引发系统性自身免疫病。同时，用于治疗 HCV 感染的 I 型干扰素可诱发或加重自身免疫病。

　　本例患者在诊断多发性肌炎的同时发现了 HCV 的活动性感染，二者的因果关系难以明确。二者合并为治疗带来了困难，在治疗自身免疫的同时还要尽可能减少 HCV 复制引发肝病进展的风险，这需要临床医师按照个体化为患者选择治疗方案，并在随访中根据病情的变化调整治疗的重点。

第5例 关节痛－反复发热－双胎妊娠

患者女性，31岁。因"多关节肿痛近2年，间断发热、白细胞减少及贫血4个月"于2011年2月25日入院。

患者2009年5月出现双手多个掌指关节（MCP）及近端指间关节（PIP）肿痛，当地医院考虑"类风湿关节炎"，具体治疗不详。2010年11月孕16周时出现双下肢水肿、多关节痛、发热、左面颊红色斑疹，体温最高38℃。当地查血常规：白细胞（WBC）$3.2 \times 10^9/L$，血红蛋白（Hb）86g/L，血小板（PLT）$190 \times 10^9/L$；尿常规：蛋白（PRO）（＋），24小时尿蛋白0.4g；血白蛋白（ALB）25g/L；血红细胞沉降率（ESR）86mm/1h；补体C3 0.7g/L；类风湿因子（RF）718U/ml；抗环瓜氨酸肽抗体（CCP）＞200U/ml，抗核抗体（ANA）（＋）均质型H 1:10000，抗双链DNA抗体（ds-DNA）（＋），抗可提取性核抗原抗体（ENA）（－），抗心磷脂抗体（ACL）（＋），抗线粒体M_2型抗体（AMA-M_2）（＋）；心脏超声示"少量心包积液"；CT示"胸腔积液，右侧叶间胸膜肥厚"；诊断系统性红斑狼疮（SLE），给予抗感染及甲泼尼龙（MP）40mg qd治疗，水肿、关节痛好转，仍有发热，并出现双手指尖、鱼际毛细血管扩张。

患者起病时仅有关节炎的表现，妊娠期间出现皮肤血管炎、肾小球肾炎等表现，血白细胞减少，ANA及抗ds-DNA阳性，SLE诊断明确，且病情明显活动。在妊娠期间或分娩后出现病情活动是SLE的一个突出特点，因为雌激素是SLE发病机制中比较确定的致病因素之一，但其作用机制尚未明确。患者加用中－大剂量激素治疗后仍有发热，是 SLE 活动没有得到控制，还是感染引起的发热呢?

2010 年 12 月患者就诊我院，查 24 小时尿蛋白 0.6g; 血肌酐（Cr）50μmol/L; ANA（+）H 1：1280，抗 ds-DNA（+）1：10，抗组蛋白抗体（+），抗核小体抗体（+），乳胶凝集试验（DNP）（+），抗 ENA、抗中性粒细胞胞浆抗体、ACL 及抗 $β_2$-GP1 抗体均为（－）; 超声检查未发现深静脉血栓; 眼科检查未见异常。诊断 SLE，狼疮肾炎，抗磷脂抗体综合征不除外，予 IVIG 静脉输液，低分子肝素（LMWH）4000U qd 皮下注射抗凝、羟氯喹 0.2g bid、阿司匹林 75mg qd 及泼尼松 50mg qd（2 周后每周减 10mg，至 30mg qd 后每周减 2.5mg，至 22.5mg qd 维持）口服治疗，患者体温降至正常，下肢水肿、关节痛及面部皮疹均好转，产科规律随诊、宫内双胎妊娠稳定。

2011 年 1 月 21 日复查血 WBC $6.13 × 10^9$/L，Hb 95g/L，PLT $233 × 10^9$/L; 尿常规：PRO 0.3g/L，24 小时尿蛋白 0.49g; LA、ACL 及抗 $β_2$-GP1（－）; 血 ALB 32g/L，Cr 61μmol/L; ESR 86mm/1h; 补体正常。泼尼松减至 20mg qd。

患者于我院再次评估后，考虑发热为 SLE 活动所致，但患者已处于孕中期，不宜加用长期大剂量激素或有致畸作用的免疫抑制剂，丙种球蛋白是这个阶段比较适宜选用的治疗药物。按照此方案治疗后患者体温正常，关节炎、皮肤血管炎及肾小球肾炎均有好转，提示 SLE 病情活动得到控制，而且从治疗效果上看也可以排除活动性感染的诊断。

2011 年 2 月 3 日（孕 31 周）患者突发心悸，心电图示"房颤", HR 144 次/分; 心脏超声示: 左心房增大, 肺动脉增宽, 房颤, LVEF 54%, 轻度二、三尖瓣关闭不全, 少量心包积液; 血 WBC 6.5×10^9/L, Hb 101g/L; D-dimer 正常; 电解质及尿常规正常; 停用阿司匹林和羟氯喹, 给予美托洛尔 (倍他乐克)、艾司洛尔控制心律, 2 月 7 日自行转复窦律。复查 SLE 指标, 无病情活动证据, 但患者再次出现双手掌红斑。

在妊娠期间, 特别是孕晚期, 孕妇全身循环血容量会增加 1/3, 从而增加心脏负担, 有时心脏结构也会出现改变, 但这种改变一般都是可逆性的, 这在双胎妊娠的孕妇中更为常见。

患者出现心律失常, 一方面与妊娠相关, 一方面也可能与 SLE 相关, 此时虽然各项指标均无 SLE 病情活动的证据, 但停用羟氯喹后患者很快出现双手皮肤血管炎的表现, 也提示需警惕患者再次出现 SLE 病情严重活动的风险。

患者 2011 年 2 月 23 日起出现晨起低热, T 37.5℃, 无头痛、咳嗽、腹痛、尿频、尿急等, 体温最高 38.8℃。入院后查血常规 WBC 7.4×10^9/L, N 85%, Hb 109g/L, PLT 206×10^9/L。血 ALB 25g/L, 肾功能正常 Cr 75μmol/L。D-dimer (−); 尿常规正常; ANA (+) H 1:640、抗 ds-DNA (−); Ig 定量正常; RF 400U/L; CH50 57.7U/ml, C3 0.88g/L, C4 0.36g/L; 超敏 C 反应蛋白 (hs-CRP) 38.13mg/L; 24 小时尿蛋白 0.82g; 血培养三次均为阴性; 胸片正常。

患者在孕晚期再次出现发热, 但是除发热和手掌红斑外无其他 SLE 活动的临床证据, 而且各项血清学指标及检查无明显异常, 仅血白蛋白明显减低, 但此时患者并没有大量尿蛋白, 是什么原因引起患者严重的低白蛋白血症呢?

患者入院后继续口服泼尼松 20mg qd，给予 LMWH 4000U q12h，美托洛尔 12.5mg q12h，头孢呋辛静脉输液 5 日，体温高峰升至 39.5℃，考虑不除外 SLE 活动。3 月 1 日更换抗生素为头孢曲松 1g q12h，激素改为 MP 40mg qd 静脉输液。3 月 2 日行剖宫取子术，产 2 活女婴（经暖箱营养支持 1 个月后健康出院）。患者术前出现寒战，术后给予头孢曲松、加用甲硝唑抗感染，仍每日发热。3 月 5 日将 MP 加量至 40mg q12h，3 月 6 日起患者每日出现畏寒、寒战、高热，偶有心悸，恶露正常，手术切口愈合佳。

虽然患者没有明确 SLE 活动的证据，但是亦没有明确的活动性感染的证据，加大激素用量和经验性抗感染治疗均不能使发热缓解，在此情况下，应考虑及时终止妊娠，以保证胎儿/新生儿安全，并及时、正确的评估孕/产妇病情，以给予正确的治疗。

3 月 8 日患者转入风湿免疫科继续治疗，查体发现肝区可疑叩击痛，考虑肝脓肿可能性大。将激素减量为 MP 40mg qd，抗生素调整为哌拉西林/他唑巴坦和甲硝唑，次日体温即降至正常。心脏超声未见明确赘生物，少量心包积液。三次血培养及骨髓培养均为阴性，降钙素原 0.95ng/ml。血涂片示部分中性粒细胞胞浆中可见中毒颗粒。肝肿瘤血清标志物均（-）。腹部 CT：肝左叶低密度影（图 5-1）；腹部超声示左右肝交界处中高回声 6.0cm×1.6cm。感染科、介入科及肝外科会诊考虑肝脓肿诊断比较明确，抗感染治疗有效，介入穿刺风险高，继续保守治疗，激素减为泼尼松 40mg qd 口服，每周减量 5mg，至 30mg qd 时每 2 周减量 2.5mg，抗感染治疗 10 日后加用硫唑嘌呤 50mg qd，羟氯喹 0.1g bid，停用 LMWH，给予阿司匹林口服。抗感染治疗 3 周后肝区叩痛消失，治疗 4 周后复查腹部 CT：肝内低密度影较前缩小（图 5-1）。感染科随诊，考虑无明确病原学证据，将抗生素改为阿莫西林/克拉维酸口服，2 周后复查腹部 B 超较前无明显变化，ESR 和 CRP 逐渐降至正常；停用抗生素出院。

虽然患者多次血培养、甚至骨髓培养的结果均为阴性，但其 PCT（降钙素原在临床工作中与细菌感染的关系密切）显著升高，而且临床医师观察到患者在发热前有明确的寒战，所以临床高度怀疑因细菌感染引起高热。在细致的查体中临床医师发现患者存在肝区叩痛，根据临床经验将感染部位定位在肝脏，考虑肝脓肿的诊断可能性大，将激素减量后调整经验性抗感染治疗方案，患者发热迅速得到缓解，支持活动性细菌性感染的判断。影像学检查和抗细菌感染治疗后肝区叩痛的消失也支持肝脓肿的诊断，由于没有明确的病原学证据，患者在静脉使用有效抗生素 4 周后改为同类抗生素口服 2 周，总疗程 6 周，随诊观察未再出现感染复燃。

患者出院后激素规律减量，继续口服羟氯喹、硫唑嘌呤及阿司匹林，随诊至 18 个月病情稳定，未再出现发热、心律失常等，复查心脏超声结构正常，建议其定期随诊复查，两个女儿身体健康、发育正常。

最终诊断：SLE，剖宫产后，肝脓肿。

患者度过围生期后体内雌激素水平稳定，加之各项 SLE 活动指标均已缓解，予维持治疗即可得到持续的病情缓解。

本例患者存在发热、多关节炎、浆膜炎、肾小球肾炎、ANA 高效价阳性及抗 ds-DNA 抗体阳性，可以明确诊断为 SLE。其病程可分为三个阶段：第一阶段为妊娠前，表现为多关节炎症；

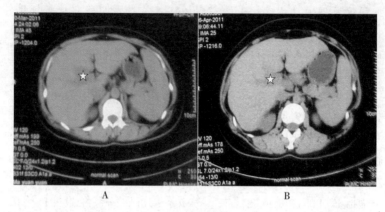

图 5-1　患者腹部 CT

A：肝脾大，肝左叶内侧段片状低密度影（星号）；B：治疗 4 周后复查，低密度影较前缩小

第二阶段为妊娠至分娩前，表现为发热、皮疹、关节痛、肾小球肾炎以及白细胞减少、贫血等血液系统的异常；第三阶段为剖宫产终止妊娠前后，主要表现为发热。

在患者病程的第一阶段，考虑已经出现免疫系统的异常，多关节的炎症表现很可能就是患者 SLE 的早期表现，但是 SLE 症状可以表现为波动性，未经明确诊断，未予相应治疗，也可以自行缓解。

患者妊娠后体内雌激素、孕激素水平都相应升高，SLE 病情出现了明显的活动，按照 SLE 活动性评分（SLEDAI，关节炎 4 分，新发皮疹 2 分，心包炎 2 分，胸膜炎 2 分，补体减低 2 分，抗 ds-DNA 效价升高 2 分，发热 1 分，共计 15 分）为重度活动，加用大剂量激素单药治疗不能控制疾病活动，给予静脉免疫球蛋白治疗后病情稳定。妊娠期间尽量选择泼尼松治疗，待患者病情稳定后将激素较快减至中－小剂量维持，以减少对胎儿的影响。

在妊娠晚期患者出现房颤，心脏超声提示左心房增大、肺动脉增宽、少量心包积液等心脏表现。SLE 患者最常见的心律失常为窦性心动过速，房颤比较少见。妊娠期间，自孕 5 周起母体血容量开始升高，在孕 32～34 周时达到峰值，变化幅度 40 %～50 %；心排出量在 24～32 周时达到峰值，变化幅度 30%～50%；孕期心率及耗氧量也有增加，均为容易诱发心脏疾病的因素。患者为双胎妊娠，较单胎妊娠者心脏变化更明显，心脏超声提示的心脏结构的改变需警惕围产期心肌病的可能。但是患者临床未出现心功能衰竭的表现，心脏超声提示左心室收缩功能尚在正常范围，不能诊断为围产期心肌病。经控制心室率的治疗后患者心律恢复正常窦性心律。

在患者病程的第三个阶段即孕晚期，患者出现每日发热，评估 SLE 活动性指标，没有明确提示 SLE 活动的证据，经验性广谱抗生素治疗无效，临床也没有进一步提示感染部位及类型的表现，为保证胎儿安全，及时施行了剖宫产终止妊娠。产后对患者进行查体发现有明显的肝区叩痛（妊娠期间此部位查体无明确阳性体征），CT 检查也发现了肝区的低密度灶，血降钙素原显著提高，均支持肝脓肿的可能，抗感染治疗后痊愈，长期随访至 18 个月 SLE 稳定。

发热是 SLE 活动的一个常见表现，但需要与感染引起的发热进行鉴别诊断。妊娠期患者容易出现肝脓肿，特别是阿米巴脓肿，既往有多篇文献报道妊娠妇女出现肝脏阿米巴脓肿的病例，而且这类患者的病死率升高，可能与妊娠期间免疫或激素水平有关，但很难得到证实。本例患者虽然反复在寒战、高热时抽血检查，均未得到病原学证据，也未行肝穿刺直接取得病理结果，但是给予青霉素＋甲硝唑的治疗方案有效，考虑还是常见肝脓肿病原体的可能性较大。经过规范、足疗程的肝脓肿治疗后，患者预后良好，未再复发，SLE 病情也得到了长期缓解。

（李　菁）

专 家 点 评

赵岩医师：本例病案记录完整，讨论分层展开，针对病程中的不同阶段和主要问题逐一讨论，最后总结中再次总结和强调本例的特点，这种方式非常利于读者理解，应鼓励在病例讨论中采用。最后总结中应充分和明确地强调从本例学到的经验和教训：

1. 患者为青年女性，关节炎起病，诊断为类风湿关节炎（RA）并治疗，一年多后因妊娠病情加重才诊断为 SLE，错失了 SLE 早期的治疗时机。这样的病例时常发生，原因多种多样。但风湿科医师应牢记的一条原则是：关节炎起病的中青年女性一定在除外 SLE 后再考虑 RA 的诊断，关节炎起病的中老年女性一定在除外干燥综合征（SS）后再考虑 RA 的诊断。本例如在起病时正确诊断并合理治疗，后面的故事可能都不会发生了。

2. 本例在妊娠期间病情活动的处理是及时和正确的。妊娠前 3 个月病情明显活动应终止妊娠，妊娠 3 个月后出现疾病活动可使用皮质激素控制病情：轻度活动使用小剂量泼尼松（小于 20mg/d），中度活动使用大剂量糖皮质激素加 IVIG，重度活动甚至可静脉使用甲泼尼龙冲击加 IVIG 治疗。但由于皮质激素可增加先兆子痫、妊高征、妊娠糖尿病、感染和胎膜早破的发生率，应尽可能维持小剂量和短疗程。

切记：病情危重并危及母亲生命时，无论孕周大小，为保证母亲安全必须及时终止妊娠。

3. 本例在产后出现发热并能考虑到感染是难能可贵的。SLE 患者容易产后出现病情活动加重，但并不总是病情活动。一般情况下，患者发热、有寒战时一定要考虑并发症，尤其是感染的可能。

总之，本例的诊疗过程规范，有相当多的经验值得推敲和学习。

第6例　关节痛-多发淋巴结增大-发热-血小板减少

患者男性，57 岁。因"关节痛 1 年，发热 5 个月，皮肤出血点 1 个月"于 2011 年 2 月 12 日入院。

患者 1 年前无诱因出现全身多关节疼痛，主要累及肩、肘、腕、膝、踝及双手小关节，伴右踝关节肿胀，夜间为著，无晨僵。5 个月前开始间断发热，最高体温 38℃，多于夜间达峰，伴乏力、盗汗、食欲减退、消瘦（近一年体重下降 11kg），无畏寒、寒战、咳嗽。查血常规：白细胞（WBC）$7.7 \times 10^9/L$，血红蛋白（Hb）115g/L，血小板（PLT）$189 \times 10^9/L$；肝功能：乳酸脱氢酶（LDH）512U/L，余（－）；血肌酐（Cr）201μmol/L；C 反应蛋白（CRP）3.2mg/L，血红细胞沉降率（ESR）115mm/1h；尿常规：尿蛋白（＋），红细胞（±）；肿瘤标志物（－）；巨细胞病毒（CMV）IgM（－）；胸部 CT（图6-1）：右肺中下叶炎性病变，右侧胸腔积液伴右肺下叶膨胀不全，纵隔淋巴结及双侧腋窝淋巴结增大。骨扫描（－）。PET：全身多发淋巴结增大，脾、双肾体积增大，淋巴结、鼻咽部软组织、肝、脾及双肾氟脱氧葡萄糖（FDG）代谢异常增高，SUV值最高达 11，符合恶性病变特征，考虑恶性淋巴瘤。

患者为老中年男性，以关节痛、间断发热为主要表现，伴乏力、盗汗、食欲减退、消瘦等全身症状，并有蛋白尿，多发纵隔及腋窝淋巴结增大，考虑病因可能为：①淋巴瘤：患者不明原因发热，伴乏力、食欲减退、消瘦等全身症状，多发浅表及深部淋巴结增大，LDH 升高，PET 提示全身多发 FDG 代谢增

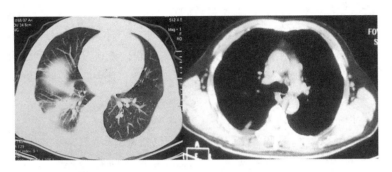

图 6-1　患者治疗前胸部 CT：右肺中下叶炎性病变，右侧胸腔积液伴
　　　　右肺下叶膨胀不全，双侧胸膜增厚，纵隔淋巴结及双侧腋窝
　　　　淋巴结增大

高灶（包括淋巴结，肝、脾、鼻咽部），SUV 值显著升高，临床
上需高度怀疑淋巴瘤。但确诊尚需病理检查，可行浅表淋巴结
活检寻找病理证据；②结节病：是一种全身多系统受累的肉芽
肿性疾病，多累及肺和双侧肺门淋巴结，亦可出现关节痛、蛋
白尿及乏力、发热等全身症状，但确诊亦需病理；③Castleman
病：临床上以深部或浅表淋巴结显著增大为特点，部分病例可
伴全身症状和（或）多系统损害。病理是其唯一的诊断标准；
④结缔组织病（CTD）：患者存在多系统损害，包括关节痛、蛋
白尿、胸腔积液和肺炎，炎症指标 ESR 和 CRP 都明显升高，需
查自身抗体以除外 CTD；⑤感染：患者病程较长，当地医院予
以各类抗生素治疗热峰无明显改变，临床上考虑感染可能性小，
但某些病毒如 CMV 和 EB 病毒感染可表现为慢性病程。患者
CMV 抗体为阴性，而 WBC 正常亦不支持 EBV 感染。可进一步
查 EBV 抗体及 EBV-DNA 以除外。

患者行左颈部淋巴结及左腹股沟淋巴结活检，病理均提示：淋巴结反应性增生；免疫组化：CD20（＋），CD21（＋），CD3（＋），CD5（＋），CD30（－）。外院针对"肺炎"予抗感染治疗无效。1个月前出现双下肢散在出血点，无鼻出血、牙龈出血、黑便。查血常规：PLT 降至 $17 \times 10^9/L$，Hb 93g/L，余大致正常。

既往史：患高血压9个月。

个人史：吸烟20年，10支/天，偶饮酒。

家族史：父亲患高血压，母亲58岁时因脑梗死去世。

体格检查：体温36.9℃，双胫前散在出血点，颈部可及多发增大淋巴结，较大者直径0.5cm，质软，活动度可。双下肺呼吸音低，未闻及干湿啰音。心（－）。腹软无压痛，肝脾肋下未触及。关节未及肿胀、压痛。

患者多部位淋巴结活检均提示反应性增生，新近又出现血液系统受累，以 PLT 下降最为显著，分析病因：①淋巴瘤：患者目前临床表现仍然倾向于淋巴瘤，血液系统改变考虑系淋巴瘤侵犯骨髓所致，应完善骨髓穿刺及活检以明确。②CTD：结合患者有胸膜炎、血液系统受累、关节痛、蛋白尿等多系统受累，应考虑CTD。但患者非CTD常见好发年龄和性别，而且CTD少见全身网状内皮系统如淋巴结、肝、脾明显增大。CTD出现淋巴结增大多为反应性增生，一般不会导致 SUV 值显著升高。有待自身抗体筛查进一步明确。③感染：EBV 虽可引起多发淋巴结增大，但多有 WBC 增多，该患者表现不符。

患者入院后查：血常规：WBC $6.39 \times 10^9/L$，Hb 87g/L，PLT $16 \times 10^9/L$；肝肾功能：LDH 410U/L，ALB 25g/L，Cr 150μmol/L；尿常规：蛋白（－），红细胞微量，24小时尿蛋白

定量0.46g；血培养（－）；血涂片（－）；骨髓涂片：增生活跃，部分粒细胞胞浆颗粒减少，红系晚幼红细胞比例增高，红细胞呈缗钱状排列，偶见吞噬细胞，并可见吞噬血细胞现象；复查骨髓涂片为大致正常骨髓象；骨髓活检（－）；补体 CH50、C3、C4 均下降，IgG 55.8g/L，IgA 及 IgM 正常；类风湿因子（RF）1.72×10^5U/L；抗核抗体（ANA）（＋）均质型1:1280；抗双链 DNA 抗体（ds-DNA）（＋）1:80/626U/ml；抗可提取性核抗原抗体、抗心磷脂抗体、狼疮抗凝物、抗 β_2-GP1 抗体均（－）；ESR 49mm/1h；CRP 9.1mg/L。ENT 会诊：鼻咽部未见新生物。

患者骨穿刺检查未发现淋巴瘤侵犯骨髓，鼻咽部检查也未见异常，目前淋巴瘤缺乏证据。而患者发热、关节痛伴血液系统、肾脏等多系统受累，且有 ANA 及抗 ds-DNA 抗体高效价阳性，符合系统性红斑狼疮（SLE）的分类标准，考虑诊断 SLE 明确。但患者全身淋巴结增大，且 IgG 和 RF 均明显升高，在 SLE 很少见，而 CTD 中出现多发淋巴结增大、高球蛋白血症者以干燥综合征最为多见。可进一步行眼科和口腔科相关检查寻找有无干燥综合征证据。目前患者 SLE 病情活动，PLT 明显降低，应给予激素及免疫抑制剂治疗。

眼科会诊：双眼干眼症。口腔科会诊：不支持SS。因此患者不符合干燥综合征分类诊断标准。予甲泼尼龙80mg/d 静点，环磷酰胺0.4～0.6g 静点，1 次/周。患者体温正常，关节痛消失，浅表淋巴结明显消退，复查 PLT 升至230×10^9/L，IgG 降至22.4g/L，RF 正常。复查胸部 HRCT（图6-2）：右肺下叶斑片影好转，遗留索条影；纵隔及双腋下多发淋巴结影明显缩小。

随诊：患者于3个月后门诊复诊，病情稳定，复查血常规及

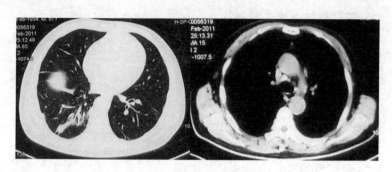

图 6-2　治疗后复查胸部 HRCT：右肺下叶斑片索条影，纵隔及双腋下
　　　　多发淋巴结影，较前明显减少缩小

肝肾功能正常，IgG 降至正常，泼尼松已减至 30mg/d，继续给
予环磷酰胺 0.4g 静点，1 次/周。门诊随诊。

最终诊断：SLE（*血液系统、肾脏受累，高球蛋白血症*）。

双肺门及纵隔淋巴结增大最常见的原因包括结节病、肉芽
肿性炎症、转移癌、淋巴瘤等。SLE 患者可以出现外周淋巴结增
大，多数较小、无痛、散发，但是出现显著深部（如肺门、纵
隔）淋巴结增大却鲜有报道。多数淋巴结增大与 SLE 病情活动
相关，经过治疗以后淋巴结可缩小。本例患者的诊断提示 SLE
亦应作为多发淋巴结增大的少见原因来考虑。然而，对于不典
型部位或经原发病治疗不缓解的多发淋巴结增大仍应警惕其他
疾病，尤其是淋巴增殖性疾病。鉴别诊断的关键在于除外其他
可能的疾病，完善血清学自身抗体的检查，病理活检很关键。

（孙芳芳　沈　敏）

专 家 点 评

史群医师：这是一例不典型的系统性红斑狼疮病例，患者为中老年男性，以关节痛、发热为主要表现，PET 检查发现全身淋巴结增大，随着病情进展又出现贫血及血小板下降，临床上首先考虑血液系统疾病，但经过多部位淋巴结活检均无淋巴瘤依据，最终因 ANA 及抗 ds-DNA 抗体高效价阳性，同时有血液及肾脏等多系统损害，确诊为 SLE。

本病例说明 SLE 是自身免疫病中最复杂的疾病，临床表现非常多样，因此在临床上遇到疑难病例时自身抗体检查很重要，病理活检很关键。

第7例　脓血涕－发热－急性肾功能衰竭－咯血

　　患者男性，35岁。因"脓血涕9个月，发热2个月"于2010年12月16日入院。

　　患者9个月前无诱因出现脓血涕，伴痛性鼻腔溃疡，经久不愈。2个月前受寒后出现发热，体温最高39℃，无畏寒、寒战，伴双眼充血、睾丸肿痛、双膝关节痛、手足麻木、无皮疹、腹痛、口腔及外阴溃疡、咳嗽、咯血。外院查血常规：白细胞（WBC）13.3×10⁹/L，血红蛋白（Hb）143g/L，血小板（PLT）286×10⁹/L；血红细胞沉降率（ESR）90mm/1h，C反应蛋白（CRP）114mg/L；肝肾功能正常；血培养（－）；布氏杆菌试验（－）；抗核抗体（ANA）（－）；超声心动图（－）；骨穿刺：浆细胞粒细胞反应性增生；胸腹CT：双侧胸膜下小结节，右侧胸膜局限性钙化，肝脏弥漫性病变，肝内胆管结石；B超检查：双肾弥漫性病变，右侧睾丸前部及左侧附睾头回声不均。给予抗感染治疗（具体不详）无效。1天前至我院急诊，查血常规：WBC 11.1×10⁹/L，Hb 104g/L，PLT 373×10⁹/L；肝肾功能：白蛋白（ALB）29g/L，肌酐（Cr）325μmol/L；IgG 20.50g/L；尿常规：蛋白（PRO）0.3g/L，红细胞（RBC）200×10⁶/L，正常形态90%；血气分析：pH 7.42，$PaCO_2$ 33mmHg，PaO_2 109mmHg，HCO_3^- 21.4mmol/L。发病以来无尿量减少、水肿、尿色改变。体重下降20kg。

　　入院体格检查： T 38.2℃，P 102次/分，R 23次/分，BP 130/80mmHg，浅表淋巴结未及增大，鼻塞，双肺未闻及啰音，HR 102次/分，律齐，各瓣膜区未闻及血管杂音，腹（－），双下肢可见散在淤点。

患者为青壮年男性，以脓血涕起病，近 2 个月病情发展急速，相继出现高热、Cr 在短期内快速升高至 $325\mu mol/L$，而双肾大小正常，提示急性肾功能衰竭（ARF）。入院诊断主要考虑以下几方面：①系统性血管炎：患者存在发热、消瘦、炎症指标升高等全身非特异性炎症表现，并有鼻（脓血涕和鼻腔溃疡）、肾脏（ARF、肾小球肾炎）、睾丸、关节、皮肤（下肢淤点）等多系统受累表现，应首先考虑结缔组织病，因外院查 ANA 谱阴性，故系统性红斑狼疮等结缔组织病可能性不大，而需高度怀疑系统性血管炎，应查抗中性粒细胞胞浆抗体（ANCA），并可以争取肾穿刺以明确诊断；②感染性疾病：患者出现脓血涕在前，出现发热在后，鼻部可能是原发感染灶。但如果是感染性疾病导致 ARF，则通常原因是由于感染性休克，或者败血症致肾脏脓肿，显然不能解释患者的病情经过。并且患者在外院已行感染方面相关筛查未发现任何证据，给予抗感染治疗未能缓解病情，因此感染性疾病的可能性不大。

入院后给予莫西沙星 + 阿奇霉素治疗。辅助检查：尿常规：PRO $0.75 \sim 1.0g/L$，RBC（$150 \sim 200$）$\times 10^6/L$，异常形态 $95\% \sim 100\%$；24 小时尿蛋白 $2.51g$；Cr $346\mu mol/L$；ESR $>140mm/1h$，CRP $126mg/L$；ANA、抗双链 DNA、抗可提取性核抗原抗体（－）。患者入院第二天出现少许咳嗽，咳少量白痰含血丝，呼吸困难进行性加重。Hb 快速下降，从 $104g/L$ 降至 $65g/L$；血气分析提示 PaO_2 降至 $59mmHg$；胸部 CT 提示弥漫肺泡出血（图 7-1）；抗肾小球基底膜抗体（－）；ANCA（＋）胞浆型（C）$1:160$，蛋白酶 3（PR3）$>200RU/ml$。

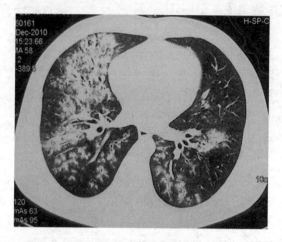

图 7-1　胸部 CT：双肺大片高密度絮状渗出，以
　　　　内中带为主，考虑肺泡出血

　　患者鼻、肺、肾等多系统受累，并 ANCA 阳性，且为 C-ANCA、抗 PR3 阳性，因此诊断 ANCA 相关性血管炎——肉芽肿性多血管炎（granulomatosis polyarteritis，GPA，即 Wegener 肉芽肿）明确。

　　GPA 主要临床表现为上呼吸道、下呼吸道（肺）和肾脏三联征，还可以出现发热、体重下降等全身非特异性症状。GPA 的肺部受累通常表现为肉芽肿性病变，也可出现弥漫肺泡出血，后者通过呼吸道症状（呼吸困难、低氧血症、咯血等）、Hb 短期内快速下降（48～72 小时内下降＞15g/L）以及典型影像学改变（双肺弥漫大片、以内中带为主的磨玻璃影或斑片渗出影或实变影）即可临床诊断，如能行支气管镜检发现血性肺泡灌洗液即可获得确诊。弥漫肺泡出血临床少见，但病情凶险、病死率极高。

　　GPA 患者大约有 80% 最终可出现肾功能不全，但仅 20% 患者以 ARF 为首发症状。GPA 患者一旦出现 ARF，若不予以治疗，平均存活时间仅为 5 个月，即使给予适当的治疗，仍有 42% 患者可发生慢性肾功能不全。GPA 较少出现尿量减少，因此临床容易延迟诊断。其典型肾脏病理表现为寡免疫复合物局灶节段坏死型肾小球肾炎或新月体肾炎。

　　弥漫肺泡出血和急进性肾炎的出现均提示 GPA 病情高度活动，病情危重，应给予积极治疗。

　　12 月 19 日，给予甲泼尼龙冲击治疗（1g/d×3d），继之予琥珀酸氢化可的松 300mg 静点 qd，并加用环磷酰胺（CTX）0.4g 静点 1 次/周，共行 5 次血浆置换，间断无创通气。患者体温恢复正常，呼吸困难改善，血痰转为陈旧暗红色痰，脓血涕和睾丸肿痛消失，Cr 降至 223μmol/L，ESR 18mm/1h，CRP 10.2mg/L，Hb 稳定于 90g/L。

　　经过积极治疗患者病情得到一定控制，但 Cr 仍未完全恢复正常，可能遗留慢性肾功能衰竭，对于该年轻患者来说可能影响到其长期生活质量。目前需继续给予免疫抑制剂治疗，并重新评估病情，监测 Cr 变化，必要时需再次激素冲击治疗。同时也应注意患者在强有力的免疫抑制治疗过程中需要严防感染。

　　激素冲击治疗后 3 天痰涂片：可见曲霉样菌丝；痰真菌培养：黄曲霉和烟曲霉；复查胸部 HRCT：双肺多发团片及磨玻璃影较前明显消散吸收（图7-2）。加用伏立康唑抗真菌治疗。

　　超声心动图：轻度肺动脉高压（肺动脉收缩压 47mmHg），左心房增大，二尖瓣关闭不全，EF 63%；多次尿常规：PRO 0.3~1g/L，RBC 200×10⁶/L，异常形态为主，24 小时尿蛋白

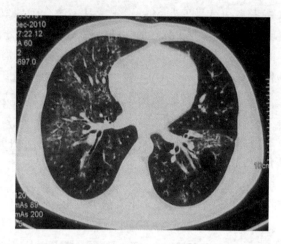

图 7-2 激素冲击治疗 3 天后复查胸部 CT：双肺多发团
片影及磨玻璃影，较前明显消散吸收

2.1～3.0g；监测 Cr 226～286μmol/L；双肾血流图：肾小球滤过
率（GFR）21.2ml/min；复查 ANCA（+）C 1:160，PR3 >
200RU/ml。反复动员患者肾穿刺，因其顾虑较大故未完成。

患者虽然病情较入院时得到一定控制，但 Cr 居高不下，未
再进一步恢复，GFR 仅 21ml/min，并且仍有活动性尿沉渣，24
小时尿蛋白仍有 2～3g，ANCA 仍高效价阳性，提示病情仍活动，
未达到完全缓解。为改善患者长期预后，应考虑再次激素冲击
治疗，并加强免疫抑制剂治疗。

但患者的痰病原学检查提示真菌感染，此时给予激素冲击
治疗是否可能加重病情？仔细分析患者病情可以发现，虽然患
者的痰涂片和培养提示曲霉菌，但是在积极治疗原发病过程中
我们一直没有加用抗真菌药物，患者的呼吸道症状、影像学都

在获得持续改善，并且一直没有发热，所以，从临床分析来看暂时不考虑患者存在肺部曲霉菌感染，而肺部病变的主要原因仍考虑是弥漫肺泡出血所致。尽管如此，考虑到弥漫肺泡出血患者非常容易继发肺部感染，而患者呼吸道已经检测出曲霉菌，并且患者的免疫抑制治疗将持续较长时间，近期还有可能加强针对原发病的免疫抑制治疗，所以我们还是加用了伏立康唑抗真菌治疗，预计使用4～6个月。

2011年1月7日第二次给予甲泼尼龙冲击治疗（1g/d×3d），继之泼尼松60mg qd，CTX改为0.2g静点 qod治疗。患者症状进一步改善，无咳嗽、咳痰、咯血，指氧饱和度98%以上，体温正常，平地步行活动自如。复查血常规：WBC 9.1×10^9/L，Hb 100g/L，PLT 104×10^9/L；ANCA（+）C 1:10，PR3 5RU/ml；Cr 180μmol/L。病情好转出院。

随诊：门诊随诊1年半，患者病情稳定，无不适主诉，已恢复工作。复查血常规正常，Cr降至128μmol/L；尿常规：PRO 0.3g/L，RBC（-），24小时尿蛋白降至1.23g，ANCA（-），PR3 200RU/ml，ESR、CRP、Ig正常。现给予泼尼松5mg qd维持，CTX静脉注射半年累积12.8g，改为口服0.1g qod。

最终诊断：GPA，弥漫肺泡出血，急性肾功能不全。

从本例患者的诊治过程可以收获以下几点：①GPA患者当出现上呼吸道、肺、肾三联征时诊断相对容易，但起病表现为鼻部症状或全身非特异性炎性症状时则比较容易漏诊或延误诊断。因此临床医师应注意提高对此类患者的警惕，筛查ANCA，并监测肺、肾脏器受累情况非常重要；②弥漫肺泡出血和急进性肾小球肾炎（新月体肾炎）是GPA的危重症，提示病情高度活动，应当给予积极治疗（激素冲击治疗+CTX）诱导缓解病情，否则病情可能进一步加重甚至死亡，或遗留不可逆的脏器损伤如肺间质纤维化、慢性肾功能衰竭；③结缔组织病原发病活动以及免疫抑制治疗都会成为感染的易患因素，因此在原发病诊治的整个过程中都需要十分警惕和预防感染的发生。一旦出现感染的征象或病原学的提示，也不可轻易放弃原发病的治疗，而应当全面地、个体化地分析病情，判断感染与原发病孰重孰轻，掌握好轻重缓急，俗话说"踩着钢丝往前走"，以得出对患者有最大获益的治疗决策，最大程度地改善其预后。

（沈　敏）

专家点评

唐福林医师：患者发热 2 个月、鼻流脓涕 9 个月入院，经治医师抓住其多系统（肺、肾、睾丸等器官）受累，并结合 cANCA 高浓度阳性，诊为肉芽肿性血管炎，经大剂量激素和环磷酰胺治疗使患者转危为安。有几个值得学习的方面：

1. 临床上尽可能以一元论解释。即便未取得肾穿刺病理标本，以临床为主，以患者生命为重，果断采取甲基泼尼松龙冲击治疗，并加以环磷酰胺治疗，使得疾病得到了控制。

2. 疾病治疗中肺部多发团片影感染亦为血管炎所致，凭借临床经验，肺内阴影"内中带"为主考虑肺泡出血，又一次果断地在加用抗真菌治疗同时再次甲基泼尼松龙冲击 3 天，治疗结果表明患者系肺泡出血所致。这表明只有胆大心细，只有勇于实践，才能真正成为一个好医师。

但是牢记：胆大源于丰富临床经验的积累；心细出自于对患者认真负责的态度。

第8例 发热－腰腿痛－血三系下降－ANA 阳性

患者女性，38 岁。因"发热、肌痛半年，加重伴气短、乏力1个月"于 2012 年 2 月 17 日入院。

患者半年前行人流术后出现发热，体温最高 39℃，伴腰部和双下肢游走性肌肉疼痛，抗感染治疗后症状好转，但发热、肌痛反复出现，无明显肌无力。无皮疹、口腔溃疡、脱发、口眼干、光过敏、雷诺现象。3 个月前查血红蛋白（Hb）79g/L，类风湿因子（RF）阳性，血红细胞沉降率（ESR）90mm/1h，抗核抗体（ANA）（+）1∶320，抗 SSA 抗体强阳性。诊为"系统性红斑狼疮（SLE），慢性病贫血"，予泼尼松 50mg qd，并先后两次予甲泼尼龙冲击治疗（500mg/d×3d），症状无缓解。近 1 个月头晕、乏力明显，轻微活动后胸闷、气短，腰腿痛进行性加重，翻身及坐卧困难需人协助。我院门诊查血常规：白细胞（WBC）$3.1×10^9/L$，淋巴细胞 71.6%，Hb 75～67g/L，血小板（PLT）（58～49）×$10^9/L$；肝肾功能、肌酸激酶大致正常；Coombs 试验（－）；尿常规及 24 小时尿蛋白正常；ANA（+）S 1∶80，抗双链 DNA（ds-DNA）抗体（－），抗 SSA 抗体（+++）（印迹法），抗 SSA 抗体（+）1∶4（双扩散法），Ro-52（++++）（印迹法），余（－）；抗心磷脂抗体（ACL）、抗 β_2-GP1、抗 Scl-70、抗着丝点抗体、抗中性粒细胞胞浆抗体（－）；ESR 101mm/1h，超敏 C 反应蛋白（hs-CRP）118.8mg/L；CH50 增高、C3 增高、C4 正常；肺 CT：可疑两肺间质病变；血清铁：215.8μg/dl，总铁结合力 293μg/dl，转铁蛋白饱和度 73.65%，铁蛋白 595ng/ml。

体格检查： 库欣面容，多处皮肤淤斑，四肢肌力正常，腰椎棘突压痛（＋）。

患者青年女性，发热、肌痛起病，血三系减少（WBC 减少／粒缺、中度贫血、PLT 减少），ANA 及抗 SSA 抗体（＋），炎性指标（ESR、hs-CRP）显著增高，首先考虑结缔组织病（CTD），如 SLE、干燥综合征（SS）、多发性肌炎（PM）。但 CTD 很难解释患者的某些临床特点如：①描述不清的腰腿痛来源于肌肉还是关节？查体并未发现肌肉压痛、肌无力，也无外周关节肿胀，检查也未发现肌酶增高；②患者曾用大剂量激素甚至两次激素冲击治疗均无效，血三系呈进行性下降，腰腿痛进行性加重至活动困难；③患者补体正常，也不符合常见活动性 SLE 的特点。

考虑到患者曾用大剂量激素治疗，是否存在骨质疏松导致的椎体压缩或股骨头坏死引发的腰腿痛或感染引发的骨髓炎？另外是否合并存在噬血综合征，导致激素冲击无效，血三系进行性下降？

此外，对于用 CTD 难以解释的临床表现，需考虑到肿瘤可能。而年轻人伴血液系统受累者，淋巴瘤和白血病最为常见。应针对血液系统肿瘤进行重点筛查。

入院后完善检查：腰椎平片：L_2 椎体压缩性骨折；骨密度：正常；腰椎 MRI：腰椎异常信号，L_2 椎体压缩性骨折，腹膜后多发异常信号（图 8-1）；骨显像：多发肋骨、腰椎和左股骨中下段摄取增高区，性质待定（图 8-2）；骨穿：（左髂后上嵴）干抽；骨髓活检病理示：B 细胞淋巴瘤／白血病（图 8-3）；BCR／ABL 融合基因（－）。

最终诊断： B 细胞性淋巴瘤／白血病。

给予标准 VDCPL 方案化疗。化疗期间因 Hb 及 PLT 进行性下降，家属最终放弃治疗，患者死亡。

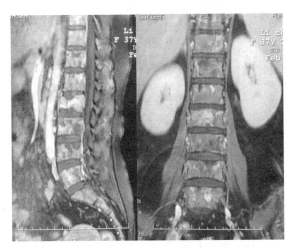

图 8-1 腰椎 MRI：下胸椎至骶骨、双侧髂骨信号不均，多发片状异常强化，L_3 椎体后方局限性异常病灶伴轻度强化，L_2 椎体压缩性骨折，腹膜后多发异常信号

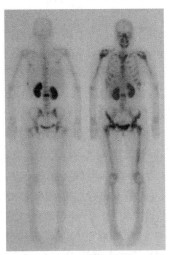

图 8-2 骨显像：右第 5 前肋、左第 6 至 7 前肋、第 10 后肋、第 3 腰椎和左股骨中下段增高区，性质待定

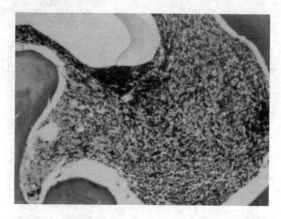

图 8-3　骨髓活检病理：骨髓组织中见大量淋巴
样细胞，免疫组化 CD20（++），CD138
（±），CD38（+），CD15（散在阳
性），CD3（散在阳性），MPO（散在阳
性），CD79α（+），CD99（部分阳
性），TdT（-），考虑 B 细胞淋巴瘤/
白血病

　　关节肌肉症状是 CTD 的常见表现，虽然不具有特异性，但
也有一定规律可循，如累及关节多为非侵蚀性对称性多关节炎，
可有关节肿痛，但少有关节畸形者，如出现畸形多为关节周围
韧带肌腱受累导致。若影像学发现关节侵蚀，则应考虑 RA 等侵
蚀性关节炎。CTD 的关节表现多对激素治疗敏感，中小剂量激
素即可使症状明显缓解。CTD 肌肉受累的表现以肌炎/皮肌炎最
为经典，表现为近端对称性肌痛伴肌无力和肌酶增高，重症者
还可累及颈肌、咽肌、呼吸肌。本例患者的腰腿痛性质含糊，
很难用关节或肌肉受累来界定，疼痛程度剧烈，激素治疗无效，

进行性加重至行动困难，并不符合 CTD 的一般特点。此外，血液系统的受累虽然也是 CTD 的常见表现，但经过大剂量激素治疗血三系仍呈进行性下降，同时又缺乏 TTP 和（或）溶血、或噬血的证据，以 CTD 也难以解释患者病情的快速进展和恶化。因此，尽管检查发现 ANA 及抗 SSA 抗体阳性，仍应警惕其他疾病，尤其是血液系统恶性肿瘤可能。最终通过骨穿刺确诊血液系统恶性肿瘤，并且腰椎 MRI 和骨显像发现骨质多发异常信号，也提示恶性病变，从而对患者疾病的全貌有了合理的解释。

CTD 以出现致病性自身抗体为特点，提示存在体液免疫/B 细胞的异常，而这种数量或功能上的异常一旦发生单克隆或不受限制的增殖就会向恶性肿瘤转化。同理，B 细胞来源的恶性肿瘤也可能产生大量的抗体，包括针对自身抗原产生自身抗体。可以说，CTD 和淋巴系统肿瘤有着千丝万缕的联系，其中最为人们所熟知的为 SS 向淋巴瘤的转化。通过查阅文献可知，未经治疗的 NHL 患者中可有高达 19% 者检测出 ANA 阳性。本例患者虽然有明确的经多种方法验证的抗 SSA 的存在，但患者并无口眼干、腮腺肿大、多发龋齿等典型 SS 表现（限于入院时间短未及行口眼干燥症相关物理学检查），临床快速进展恶化和激素治疗无效的特征更符合血液病的特点，抗 SSA 是为 B 细胞/淋巴瘤的肿瘤副产物。如果通过积极治疗血液病，随着原发病的缓解出现抗 SSA 抗体的转阴将会对我们这一推断提供更有力的证据。

回顾本例患者的诊疗过程，临床医师需要正确解读 ANA 检查结果。ANA 阳性不一定就是 CTD，而 ANA 阴性不一定就不是 CTD，需要铭记在心。实验室检查只是诊断的辅助工具，临床医师不可因为实验室数据而干扰对于临床症状体征的判断和思考。尤其在临床表现不典型、存在诸多疑点时更应抓住异常表现，深入剖析。

（赵丽丹）

专家点评

董怡医师：本例给我们以下的启示：

1. 再次提醒我们自身免疫性结缔组织病（CTD）与恶性肿瘤的密切相关性。

2. 普遍的认同是 CTD 朝向恶性肿瘤的发展，且有可查的数据。本例亦然。患者血清不仅有 ANA，尚有抗 SSA 及 RF，说明患有 CTD 的基础，很可能是干燥综合征。其口、眼干症状可能长期被忽视，更未做相关检查，转为淋巴瘤方就医。初步的检测仅查到了原有 CTD 的特征，只是在进一步的检查后方明确已合并有晚期淋巴瘤。

3. 我院干燥综合征的分析资料中显示，该病并发的恶性肿瘤中以淋巴瘤占首位，且多为 B 淋巴细胞瘤（文献资料亦然）。这类淋巴瘤在接受化疗后预后相对较好。本患者属晚期有转移的淋巴瘤，效果差，实属遗憾。

4. CTD 是一个多面孔且复杂的疾病，要求我们专科临床医师有深厚内科基础，细致的临床观察、分析、综合和判断，方能解开这类疑难病症。

第 二 章

临床病例分析

第9例 发热－嗜酸性粒细胞增多－饮水呛咳

病 历 摘 要

患者男性，49岁。因"间断发热伴嗜酸性粒细胞增多19年，肢体麻木6年，呛咳8天"于2011年5月11日入院。

患者1992年起出现反复午后发热，最高体温38℃，血嗜酸性粒细胞（EOS）增多（最高53%，$8.98 \times 10^9/L$），多发腹腔淋巴结增大，抗感染后好转（具体不详）。1993年出现腹腔积液及双下肢水肿，外院诊断"下腔静脉血栓、布－加综合征、肺栓塞"，曾予溶栓治疗。1994年因再次高热行剖腹探查，术中见腹膜重度粘连，病理提示小肠系膜、大网膜、腹膜组织大量炎细胞及EOS浸润，小血管呈血管炎性改变，抗核抗体（ANA）、抗中性粒细胞胞浆抗体（ANCA）（－），我院诊断特发性高嗜酸性粒细胞综合征，予泼尼松60mg qd（逐渐减量）以及环磷酰胺（CTX）（半年后自行停用），患者发热缓解，血EOS水平明显下降。之后自行调整泼尼松5～30mg/d。2005年出现间断手足麻木，我院查胞浆型（C）－ANCA阳性1∶40，予硫唑嘌呤，患者未遵医嘱，自行增加激素用量后病情好转。2007年手足麻木加重，延伸至双下肢，伴下肢活动不利，复查c－ANCA阳性1∶80，抗蛋白酶3（PR3）－ANCA 80RU/ml，EOS $1.68 \times 10^9/L$（19%），予泼尼松50mg qd及硫唑嘌呤100mg qd（2个月后因腹泻自行停用此药），患者症状好转，激素自行缓慢减量。2009

年患者四肢麻木进行性加重，伴肌力下降，肌电图示周围神经神经源性损害（感觉、运动神经均受累）；c-ANCA 阳性 1:10，PR3-ANCA 25RU/ml，诊断变应性肉芽肿性多血管炎（EGPA）（Churg-Strauss 综合征，CSS），予泼尼松及 CTX 100mg/d（半年后自行停药），症状缓解，自行调整激素，近 1 年来泼尼松 10mg/d 维持，症状稳定。

2011 年 5 月 3 日劳累后出现四肢乏力，下蹲及双上肢上举困难，行走困难，伴饮水呛咳、声音嘶哑、咳嗽、咳较多白痰，无发热。EOS 14%。抗感染治疗无效。5 月 7 日患者病情加重，四肢瘫痪，咳黄黏痰，咳痰无力，憋气明显。5 月 9 日至我院急诊，指氧饱和度（SpO_2）95%，双上肢肌力Ⅱ级，双下肢肌力Ⅰ级；血常规：白细胞（WBC）14.02 × 10^9/L，中性粒细胞 94.1%，EOS 0.5%；胸部 CT：双下肺胸膜下间质性改变合并感染，双下肺气管分支狭窄闭塞。予头孢他啶及甲硝唑、人免疫球蛋白及甲泼尼龙 40mg qd 静脉输注。喘憋仍逐渐加重，5 月 11 日患者出现意识丧失、四肢抽搐，给予紧急气管插管、呼吸机辅助呼吸，收入 ICU。

诊治经过：入院后查 p-ANCA（+）1:20，PR3-ANCA 193RU/ml，抗髓过氧化物酶（MPO）-ANCA 148RU/ml；ANA（+）胞浆型 1:160，抗双链-DNA、抗可提取性核抗原抗体（-）；血红细胞沉降率（ESR）49mm/1h；超敏 C 反应蛋白（hs-CRP）11.83mg/L；脑脊液：压力及常规正常，蛋白 1.44g/L，余生化正常，可见寡克隆区带，碱性脱髓鞘蛋白明显增多（17.74nmol/L）；全脊髓及头颅增强 MRI：未见明确占位性病灶。诊断 EGPA 累及中枢及周围神经系统。予甲泼尼龙 1g/d × 3d 冲击治疗，之后 40mg qd 静脉输液，CTX 0.2g 隔日静脉注射，地塞米松鞘内注射 10mg/w × 3 次。自主呼吸恢复，四肢肌力明显好转，痰量明显减少，5 月 19 日拔除气管插管后出院。

随诊: 1年后病情稳定, 肌力恢复好, 已可独立行走, 血EOS计数正常。CTX 100mg隔日口服, 泼尼松10 ~ 15mg/d维持。

最终诊断: 变应性肉芽肿性多血管炎 (EGPA), 中枢及周围神经系统受累。

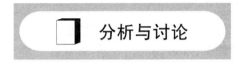

分析与讨论

本例患者病程近20年, 可以分为三个阶段。第一个阶段以EOS升高为主要表现, 并有相应的发热、反复多发血栓栓塞事件、淋巴结增大和小血管血管炎改变, 予糖皮质激素及CTX治疗可好转, 但患者未规律随诊, 自行停用CTX。第二个阶段为近6年, 患者反复出现肢体麻木、肌力下降, 肌电图检查提示周围神经神经源性损害, 同时出现了c-ANCA和PR3-ANCA (+), 诊断考虑EGPA, 建议患者在糖皮质激素加量的同时加用CTX、硫唑嘌呤等免疫抑制剂治疗, 但患者未规律应用免疫抑制剂治疗, 自行调整糖皮质激素用量。第三个阶段为近期出现的急进性肌力下降, 因累及呼吸肌、咽喉 (球部) 肌肉导致呼吸衰竭、肺部吸入性肺炎, 脑脊液检查提示存在活动性炎症病变, 但中枢神经系统影像学检查未见到占位性病变, 诊断考虑为EGPA的多发神经根病变, 或对称性多发性神经病。

2012年EULAR提出将原CSS新命名为EGPA, 其临床特征为支气管哮喘、外周血EOS增多以及小至中等血管炎, 可以累及全身多个系统和器官, 如呼吸系统、皮肤、心脏、神经系统、消化系统、肾脏及关节肌肉等。典型的EGPA临床常分为三个阶段, 分别为前驱期、血管炎期及血管炎后期。三个阶段可重叠,但并非所有的患者均出现上述三个阶段。

EGPA 的临床表现不具有特异性。1990 年美国风湿病协会制订的血管炎分类标准中关于 CSS 的 标准：①哮喘；②EOS 增多（$\geq 10\%$ 或绝对值 $\geq 1.5 \times 10^9/L$）；③单发或多发神经病变；④非固定性肺浸润；⑤鼻窦炎；⑥血管外 EOS 浸润。以上 6 条符合 4 条可诊断为 CSS，敏感性 85%，特异性 97%，p-ANCA 效价明显升高有助于 CSS 的诊断。另外，腓肠肌神经、肌肉、肺、肠、肝、肾等组织活检的病理学也可协助明确诊断，其病理特点为坏死性血管炎、EOS 浸润和血管外肉芽肿形成，但很少在同一例 EGPA 患者中同时出现。需要鉴别诊断的疾病包括其他系统性血管炎，如结节性多动脉炎、过敏性紫癜等，以及其他 ANCA 相关性血管炎，如肉芽肿性多血管炎（GPA）（Wegener 肉芽肿）、显微镜下多血管炎，还需与 EOS 增多的疾病相鉴别（如寄生虫感染、高嗜酸性粒细胞综合征、淋巴瘤、急慢性白血病、变应性支气管肺曲霉病等）。其中特别注意需与高嗜酸性粒细胞综合征进行鉴别，因为高嗜酸性粒细胞综合征也有外周血 EOS 增多和多系统受累（包括肺脏、心脏、皮肤、中枢神经系统及胃肠道等）的表现，但其嗜酸粒细胞往往较 EGPA 更高，其多系统受累主要原因为 EOS 的浸润，所以病理上几乎无血管炎及肉芽肿的改变，另外高嗜酸性粒细胞综合征少有迟发型哮喘的发生，血清 ANCA 检测为阴性。

EGPA 的神经系统病变是临床常见症状，在长期哮喘或 ANCA 阳性的患者中更为多见，绝大多数 EGPA 患者的神经病变以周围神经系统损伤为主，主要表现为单神经炎或多发性单神经炎、脑神经炎和缺血性视神经炎，发生率为 66%~93%，最常受累的为腓肠神经及腘神经，病理主要表现为神经轴索变性。中枢神经受累见于 10%~30% 的患者，表现可有脑梗死、脑出血、蛛网膜下腔出血、弥漫性缺血性脑损伤、大脑皮质功能紊乱等，原因可能为神经系统血管的纤维素样坏死和炎症，导致血管闭塞和微小动脉瘤形成，造成继发性脑梗死和动脉瘤破裂出血。在 EGPA 患者中的静脉血栓事件并不低于 GPA。腓肠神经活检是最常见的 EGPA 周围神经病的诊断方法，在一项 28 例患者腓肠神经活检的回顾性研究中发现以下特点：有髓纤维有严重但程度不同的减少，无髓纤维的丢失与有髓纤维丢失程度相关，活动性轴索变性 30%～70%；坏死性中血管（直径 100～150μm）炎、小血管（直径 30～50μm）炎见于 54% 的患者的神经外膜间隙；血管壁经常表现为坏死和玻璃样变，伴随多数动脉的内弹力层受损；也常常可以看到血管的闭塞和再通。

EGPA 肺部受累常见的临床表现为咳嗽、胸痛，影像学表现以非固定性浸润为主，突出的特点为多变性，主要表现为斑片渗出影，弥漫分布，无特定的好发部位，也可有结节影，但与 GPA 不同的是 EGPA 的结节影很少形成空洞，肺泡出血较 GPA 及显微镜下多血管炎少见，10% 的患者可见胸腔积液。EGPA 患者的肺功能多表现为通气受限，与存在支气管哮喘有关。结合病理及影像学表现考虑，在高分辨（薄层）CT 下小叶中心性小结节可能是增厚的支气管壁，病理上为 EOS 及淋巴细胞的浸润；而 >10mm 的结节可能是血管炎、肉芽肿及 EOS 浸润等所致的肺出血。

糖皮质激素是治疗 EGPA 的基础药物，剂量一般为每日 1mg/kg。一项多中心前瞻性研究结果表明，在五因素评分（five-factor score，FFS）为 0 时单独使用激素，93% 的 EGPA 患者病情可获得缓解，但 35% 的患者会复发，且多发生在第一年。而存在一项或一项以上影响预后的因素时（FFS≥1），诱导缓解时使用糖皮质激素联合 CTX 的方案可显著改善预后，诱导缓解后理想的维持治疗时间目前仍无定论，但诱导缓解和维持治疗的时间应不少于 18～24 个月。1996 年制订的 FFS 包括肾功能不全、大量蛋白尿、心肌病变、消化道受累及中枢神经系统表现等；2009 年法国血管炎研究组根据数据库资料对 FFS 重新进行了修订，新的 FFS 包括肾功能不全（$Cr \geq 150\mu mol/L$）、心肌病变、消化道受累、年龄 >65 岁和未累及耳鼻喉等器官，当 FFS 评分为 0、1 或 ≥ 2 时的 5 年病死率分别为 9%、21% 和 40%。

对于 EGPA 合并神经系统表现患者，联合治疗（通常为糖皮质激素和 CTX）较单用糖皮质激素对于诱导病情的缓解和功能的改善有明显的优势，同时有减少复发和慢性疼痛的趋势，还可有利于泼尼松的减量，长期应用 CTX（6 个月）较短期应用可有效减少复发。一般认为 EGPA 预后良好，患者 5 年生存率 62%~79%；多变量分析显示，有心肌病变和严重胃肠道受累的患者预后差，病死率高；单变量分析显示，从开始出现过敏性鼻炎及支气管哮喘等症状的变应性前驱期至威胁生命的系统性血管炎期间隔时间（平均 8 年）越短，预后越差。

其他治疗措施包括利妥昔单抗和干扰素 α，多用于难治性 EGPA，但其疗效短暂，停药后常复发，且不良反应大；静脉注射丙种球蛋白可考虑应用于妊娠的 EGPA 患者和难治性 EGPA 患者，特别是出现心脏受累的患者；ANCA 阳性的 EGPA 患者，如表现为难治性 EGPA、严重的肾脏受累或严重的外周神经病变，可给予血浆置换治疗；重症 EGPA 患者可给予甲泼尼龙（MP）冲击，同时加用 CTX 或其他的免疫抑制剂。

本例患者病程长、近 20 年，起病时以 EOS 升高为主要表现，伴有发热、反复多发血栓栓塞、淋巴结增大、炎症粘连和小血管炎表现，无明显肾脏、肺脏、神经系统或皮肤受累表现，规律应用糖皮质激素和 CTX（6 个月）后病情得到长期缓解。近 6 年患者反复出现周围神经系统病变表现，未规律予糖皮质激素及免疫抑制剂治疗，导致病情反复复发。最近一次病情复发时表现为对称性多发性周围神经病变，引起呼吸衰竭和吸入性肺炎，同时发现患者已出现肺间质病变。此例符合 EGPA 无不良预后因素（FFS = 0）时预后较好的临床特点；但出现神经系统病变时，单独使用糖皮质激素治疗很容易出现病情的复发（常在第一年内即出现），联合应用 CTX 可以较快诱导病情达到缓解，长期维持病情稳定。

（李　菁）

专家点评

曾小峰 医师：本例是一典型的 EGPA（CSS）的病例，从此病例中我们可看到整个 EGPA 的发展过程，从此病例中我们可得到如下经验：

1. 患者可在青年起病，病程可长达 20 年，故对有 EOS 升高者需考虑 EGPA 可能，并需做长期随访。

2. EGPA 中枢受累很常见，常伴有多系统受累。

3. 周围神经受累最为常见，四肢发麻、感觉异常等症状是一很好的提示 EGPA 的症状。

4. ANCA 阳性者可为 c-ANCA 和 PR3-ANCA 阳性。

5. 激素加免疫抑制剂尤其是 CTX 有效，但应有足够长的疗程。

第10例 血小板减少－椎体压缩性骨折－水肿－憋气

病历摘要

患者女性，61岁。因"间断发热、乏力2年余，水肿、憋气半年"于2011年6月收入院。

患者2009年3月因高热、乏力、恶心、呕吐胃内容物，当地医院查血小板（PLT）减少、自身抗体阳性（具体不详），诊断为"系统性红斑狼疮（SLE）"，予泼尼松60mg qd，环磷酰胺（CTX）1g，每月1次静脉输液，患者体温恢复正常，PLT恢复正常。此后激素逐渐减量至5mg qd，2009年8月停用CTX，改为羟氯喹0.2g bid。2010年6月患者因视物模糊停用羟氯喹。2010年10月出现背部散在成片红斑，伴瘙痒，渐扩展至面部、手背。查血常规：白细胞（WBC）6×10^9/L，血红蛋白（Hb）103g/L，PLT 109×10^9/L；抗核抗体（ANA）（＋），抗双链DNA抗体（－），抗可提取性核抗原抗体（ENA）：抗 Ro-52（＋＋＋），抗 SSB 抗体（＋＋＋）；补体正常。考虑"SLE复发"，泼尼松加量至60mg qd，来氟米特10mg qd，吗替麦考酚酯1g/d，皮疹好转，激素规律减量至10mg qd维持。2011年2月患者摔伤后出现 T_{12}、L_2、L_4 压缩性骨折，予密盖息、补钙及骨水泥固定，疼痛部分缓解。之后逐渐出现眼睑、颜面水肿，伴胸闷、活动后气短、活动耐力下降，餐后憋气明显，平卧位加重。无夜间阵发性呼吸困难。否认口眼干。

既往史：大量吸烟史20余年。

体格检查：Cushing貌，面部和肩部可见陈旧皮疹，颜面轻度水肿，颈静脉无怒张，桶状胸，双肺叩诊过清音，未闻及明显干、湿啰音，心律齐，心前区未闻及杂音，腹软无压痛，肝脾肋下未及，下肢无明显水肿。

入院后查：血常规：WBC $3.6 \times 10^9/L$，Hb 104g/L，PLT $77 \times 10^9/L$；肝肾功能：白蛋白32g/L，乳酸脱氢酶370U/L，血钾2.0mmol/L，余大致正常；尿常规、便常规正常，便潜血（－）；血红细胞沉降率（ESR）34mm/1h，超敏C反应蛋白（hs-CRP）4.9mg/L；血气分析：pH 7.41，$PaCO_2$ 29mmHg，PaO_2 81mmHg。ANA19项：ANA（＋）S 1：320，抗SSA抗体（＋＋），抗SSB抗体（＋＋＋），抗Ro-52抗体（＋＋＋），余（－）；抗ENA：抗SSA抗体（＋）1：4，抗SSB抗体（＋）1：4，余（－）；抗心磷脂抗体、狼疮抗凝物（－）；补体正常；IgG、IgA正常，IgM 0.51g/L（降低）；甲状腺功能正常；眼科：双干眼病；口腔科：唾液流率及腮腺造影正常；D-dimer正常，肺通气血流（V/Q）显像（－）；肺功能：限制性通气功能减低和弥散功能减低；超声心动图：老年性主动脉瓣退行性变，左心室松弛功能减低；24小时心电监测：窦性心律，室性并行心律，频发及连发室性期前收缩，短阵室速，偶发多源房性期前收缩；上腔静脉CT重建及气道CT重建未见明显异常；胸腹盆CT：左上肺小斑片影，右下肺钙化灶，双侧胸膜肥厚，食管扩张（图10-1），T_{12}、L_2及L_4椎体内不规则高密度灶。

因患者主诉胸闷、气短常在进食后加重，进一步查上消化道造影：反流性食管炎，食管蠕动减慢、食管增宽，胃黏膜增粗，十二指肠淤积综合征可能；胃镜：食管中段黏膜病变性质待定，食管真菌感染？食管裂孔疝？慢性浅表性胃炎；食管黏膜涂片及培养：酵母菌；食管黏膜活检病理：（食管中段）鳞状上皮黏膜重度不典型增生，局灶有癌变；骨显像：第9、11、12胸椎、第1~5腰椎及右侧第4及5前肋、左侧第2及6前肋异常所见，考虑骨折所致；免疫固定电泳未见单克隆蛋白；肿瘤标志物：CA 72~4 68.6U/ml（↑）。多科会诊考虑：患者食管癌诊断成立，但基础疾病多，长期应用激素、免疫抑制剂，伴有室性心律失常、肺气肿、血小板低、椎体多发骨折等，手术风险极高，发生吻合口瘘可能性大，不宜手术或内镜下治疗，可行根治性放疗。

患者放疗后出现畏寒、发热，查巨细胞病毒-DNA 8000copies/ml，胸部CT见右上肺空洞结节样病灶（图10-2），考虑混合感染，予更昔洛韦及两性霉素B，回当地医院继续抗感染治疗。

最终诊断：结缔组织病（CTD），食管癌，多发椎体压缩性骨折，肺部感染。

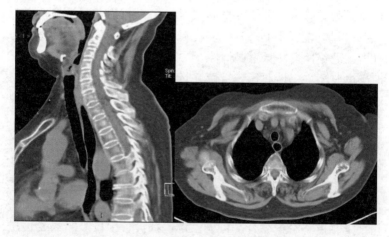

图10-1 患者胸部CT显示食管明显扩张

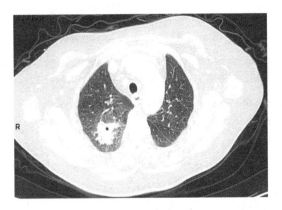

图 10-2　患者放疗后出现发热，复查胸部 CT：
　　　　　新发右上肺空洞结节

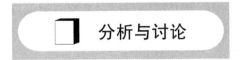

分析与讨论

　　患者为老年女性，以发热、皮疹、PLT 减少、ANA 阳性为主要临床特点，诊断 CTD 明确。因未发现肾、脑等重要脏器损害，ANA 谱主要是抗 SSA、抗 SSB 抗体阳性，也无补体下降，有双侧干眼症的客观检查结果，所以考虑临床诊断干燥综合征（SS）可能。但患者口眼干症状不明显，口腔科物理检查并不支持 SS 表现，并且患者因顾虑创伤性检查而拒绝唇腺活检，所以尚未完全符合 SS 的分类诊断标准。应注意与老年性 SLE 相鉴别，老年 SLE 在临床表现上更多与干燥综合征重叠，进展缓慢，而较少表现为重要脏器的受累和快速进展。

患者本次就诊的主要问题是气短、胸闷、面部水肿，原因可分为两大类：

1. CTD直接相关 ①心脏受累或肺动脉高压：但患者超声心动图并不支持；②肾脏受累：但患者尿常规、肾功能正常，低蛋白血症并不明显；③浆膜腔积液：影像学检查并无胸腔积液或心包积液的提示；④肺栓塞：磷脂抗体（-），D-dimer（-），PaO_2不低，V/Q显像（-），均不支持肺栓塞的诊断。

2. 与CTD无直接相关 ①慢性阻塞性肺疾病、肺气肿：患者有长期吸烟史，桶状胸，但肺功能并非典型的阻塞性通气功能障碍，也无CO_2潴留和低氧血症等表现；②气管病变：但气道重建未见异常；③上腔静脉综合征：上腔静脉CT重建未见明显异常；④冠心病：虽有室性期前收缩，但超声心动图并未发现冠心病证据。排除了以上各项原因，如何解释患者的气短、胸闷的症状呢？通过反复的病史询问，患者提供了一个很重要的信息就是气短、憋气的症状往往在饭后明显，平卧时加重，这不同于一般心肺受累导致活动时缺氧症状加重的特点，因此，考虑症状的根源很可能在消化道。经过胃镜检查最终明确诊断为早期食管癌变。尽管患者由于原发病、多发腰椎骨折等种种原因没有手术根治的机会，但患者早期诊断，可以通过放疗获得长期生存的希望。从另一方面，也避免了一味用原发病解释患者所有症状，盲目加强激素、免疫抑制剂治疗的严重后果。

自身免疫病由于免疫紊乱导致免疫监视功能下降、以及长期应用免疫抑制药物等原因合并肿瘤的并不少见，典型的如SS合并或演变出现淋巴瘤、肌炎/皮肌炎伴发肿瘤等。而随着治疗水平的提高，SLE患者多可获长期生存，从而慢性脏器损伤、肿瘤、感染、心血管疾病在死因构成中的比例逐渐上升，近期报道SLE患者恶性肿瘤的发生率为4.5%。共同的致病因素包括遗传倾向、感染、生活方式相关因素、免疫抑制药物的使用等。B

细胞活化因子（BAF）和增生诱导配体（APRIL）的过度表达、慢性抗原刺激、凋亡和细胞周期的异常调节导致 B 细胞的过度活化和异常增殖、寿命延长都参与了肿瘤特别是淋巴瘤的发生。因此，自身免疫病虽然是良性疾病，却与恶性肿瘤有着千丝万缕的联系，尤其在老年患者，当出现一些难以用原发病解释或与典型表现不相符的症状时，需要注意筛查潜在的肿瘤。

（赵丽丹）

专 家 点 评

史群医师：这是一例结缔组织病合并肿瘤的病例，该患者在确诊结缔组织病 2 年后出现了不能用原发病解释的症状，经过详细的病史询问及全面的检查，最终明确诊断为食管癌。

风湿病合并肿瘤临床上并不少见，因风湿病本身的临床表现多种多样，而肿瘤的早期症状并不明显，常常被原发病所掩盖而易误诊和漏诊，使之失去最佳治疗时机，因此，在临床上，对于一些慢性风湿病患者出现新的病情进展，或出现风湿病难以解释的特殊或少见症状，或用常规治疗效果不佳的患者，均应警惕肿瘤的存在，及时筛查，力求做到早期诊断、早期治疗，改善预后。

第11例 皮疹-憋气-皮下气肿

病历摘要

患者女性，30 岁。因"皮疹 1 年余，活动后喘憋 10 个月"于 2011 年 4 月 11 日入院。

患者 2009 年冬季无诱因出现左手近端指间关节（PIP）、掌指关节（MCP）伸面红色斑丘疹伴脱屑，并双手 PIP、双膝关节肿痛，伴甲周红肿。2010 年 6 月出现低热，体温最高 37.5℃，皮疹加重，伴活动后胸闷、气短、脱发、口腔溃疡，无咳嗽、咳痰。当地医院查：血红细胞沉降率（ESR）52mm/1h，免疫球蛋白 IgG、IgA、IgM 升高，肌酸激酶（CK）35U/L，胸部 CT "双肺下叶外周弥漫斑片实变影"，诊为"无肌病性皮肌炎，肺间质纤维化"，予甲泼尼龙 80mg/d 静点 12d→40mg/d 静点10d→泼尼松 60mg/d，沙利度胺 50mg qn，皮疹、憋气症状好转，激素规律减量。2010 年 11 月激素减至 25mg qd 时皮疹加重，新发耳郭及耳前、眼睑、眉弓、颈前、肘关节伸侧、腰部及下腹部弥漫性鲜红色斑丘疹，消退后脱屑并遗留色素沉着。并再次发热，体温最高 39℃，伴寒战、干咳，憋气加重，仅可上 2 层楼。查：血小板（PLT）36×10⁹/L；骨穿刺示"巨核系产板不良，符合免疫性血小板减少性紫癜（ITP）"。予左氧氟沙星、头孢类抗生素、地塞米松静点后患者体温降至正常，并予泼尼松 50mg qd、羟氯喹 0.1g bid、环磷酰胺（CTX）0.1g，隔日一次口服。憋气、咳嗽仍逐渐加重，复查肺部 CT 示"肺部间质性病变加重，纵隔气肿"（图 11-1）。

体格检查： 指氧饱和度（SpO_2）93%（自然状态），口唇发绀，双手 PIP、MCP、双肘关节伸面 Gottron 征，眼睑向阳疹，额部、耳前、颈前、后背皮肤可见暗红色陈旧斑疹，未及皮下气肿，双中下肺可闻爆裂音，四肢肌肉无压痛，肌力 V 级。

入院后查体： 血气分析（自然状态）：pH 7.47，$PaCO_2$ 40mmHg，PaO_2 54mmHg；D-dimer 102μg/L；CK 21U/L；血常规：白细胞（WBC）9.5×10^9/L，血红蛋白（Hb）149g/L，PLT 199×10^9/L；肝肾全：天冬氨酸转氨酶 53U/L，丙氨酸转氨酶 33U/L，乳酸脱氢酶 337U/L，余正常；尿常规（－）；ESR 21mm/1h，超敏 C 反应蛋白 0.22mg/L；补体及 Ig 大致正常；抗核抗体（ANA）19 项：ANA（＋）S 1 : 80，抗 Ro-52（＋＋），余（－）；抗中性粒细胞胞浆抗体、抗 Jo-1 抗体（－）；因患者低氧严重，未能耐受转运和手术，故未行肌电图和肌活检；便潜血、肺癌筛查、CA 系列正常；甲状腺、乳腺、盆腔 B 超（－）；超声心动图正常；腹盆 CT、全身骨扫描未见明显异常；嗜肺军团菌抗体、支原体、衣原体抗体（－）；痰培养：少量白色念珠菌、支气管博德特菌（＋＋）。先后予莫西沙星、哌拉西林/他唑巴坦和伊曲康唑抗感染治疗，磺胺预防性抗感染治疗。同时给予甲泼尼龙 80mg/d ＋ CTX 0.2g iv qod ＋ 环孢素 A 175mg/d。后因肝损害暂时停用 CTX。患者入院后 2 周突然出现颈部及前胸皮下气肿，SpO_2 降至 85%，患者憋气加重，复查胸部 CT 提示纵隔气肿较前加重（图 11-2），遂予丙种球蛋白治疗，并加用吗替麦考酚酯 1g，每日两次。2 周后 SpO_2 恢复至 90%~93%，复查胸部 HRCT：纵隔气肿及皮下气肿较前减轻，但肺间质病变较前加重（图 11-3）。患者憋气有所好转，规律服用泼尼松 40mg ＋ 环孢素 A ＋吗替麦考酚酯出院，持续家庭氧疗，生活基本自理。

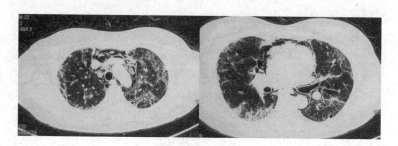

图 11-1 患者 2011-4-21 胸部 HRCT：肺间质病变，纵隔气肿

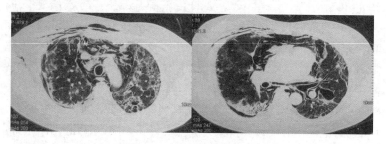

图 11-2 患者 2011-4-29 胸部 HRCT：纵隔气肿较前加重，并出现皮下
气肿

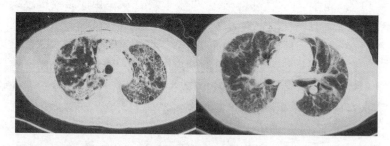

图 11-3 患者 2011-5-13 胸部 HRCT：纵隔气肿及皮下气肿较前减轻，
肺间质病较前加重

最终诊断：无肌病性皮肌炎，肺间质病，纵隔及皮下气肿，肺部感染。

分析与讨论

间质性肺炎是多发性肌炎/皮肌炎较为常见且严重的并发症，尤多见于皮肌炎的患者，约10%可出现快速进展型的间质性肺炎，极少数人（报道可达8.6%）甚至出现纵隔气肿/气胸，往往预后差，病死率高。

目前认为皮肌炎患者发生纵隔气肿的易患因素包括：年轻患者、近期发病、皮肤血管炎突出、CK不增高或轻度增高、肺间质病变等。皮肌炎患者发生纵隔气肿的具体机制并不清楚，推测有三种可能：①由于肺间质纤维化导致胸膜下囊泡形成、破裂而导致纵隔气肿；②血管炎导致黏膜屏障受损，气体可由肺泡壁与肺血管鞘之间的空隙渗漏导致纵隔气肿；③糖皮质激素对于肺间质组织的削弱效应。我院苏金梅医师曾总结分析我院及文献报道共29例肌炎/皮肌炎并发纵隔气肿的病例，认为肺部感染也是参与纵隔气肿发生的一个重要因素。

本例患者具有典型皮肌炎皮疹，包括Gottron疹、向阳疹、颈前V区皮疹、披肩疹、甲周红斑甚至泛发的非特异性充血性皮疹，而肌痛、肌无力等症状不明显，肌酶正常，早期即出现肺间质纤维化，因此临床诊断为"无/轻肌病性皮肌炎"，病理机制上推断血管炎更重于肌炎。而患者不仅有较重的肺间质纤维化（从影像学上可见多发网格索条牵拉及胸膜下囊泡形成），而且有显著皮肤血管炎表现，并曾用过大剂量激素治疗，结合咳嗽、咳痰和痰培养结果提示同时存在肺部感染，因此上述四种机制均有可能参与了本例患者纵隔气肿的发生。

皮肌炎患者如果有上述易患纵隔气肿的高危因素，在肺泡内压增高的情况下如剧烈的咳嗽或肺功能检测时，则非常容易发生纵隔气肿。因此这类患者需谨慎安排肺功能检查，并需对症处理持续或剧烈的咳嗽。

文献报道皮肌炎尤其是无肌病性皮肌炎比多发性肌炎更易出现快速进展的肺间质病变及纵隔气肿，对大剂量激素反应欠佳并且预后不良，环孢素 A 治疗部分有效。纵隔气肿被认为是皮肌炎预后不良的因素，有文献总结病死率可达到 37.5%，死因往往是呼吸衰竭，且与肺间质病变的程度密切相关。肺间质病变严重伴或不伴血管炎者病死率较高，而肺间质病变轻微者激素治疗多有效，预后相对良好。

本例皮肌炎患者存在多种纵隔气肿易患因素：年轻、病程短、皮疹突出、CK 正常、肺间质病变严重，在大剂量激素治疗过程中虽然皮疹好转，炎症指标下降，但发生纵隔气肿并加重伴有皮下气肿。经过加强免疫抑制剂治疗并积极抗感染治疗后，患者纵隔气肿虽有吸收减轻，但肺间质病变仍持续进展加重，提示总体预后不良。

（赵丽丹）

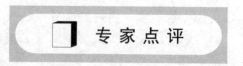

专 家 点 评

张文 医师：间质性肺炎是皮肌炎常见的并发症，但发生纵隔气肿则很少见，且病死率极高，应给予高度重视。当合并肺间质病变的皮肌炎患者突发呼吸困难加重时，需警惕纵隔气肿的可能，皮下气肿的出现可直接提示纵隔气肿的发生。

　　通过学习本例患者的诊疗过程，让我们更清晰地了解了皮肌炎合并纵隔气肿的临床特征，本文讨论中还分析了皮肌炎合并纵隔气肿的易患因素，对我们的临床有很好的提示和指导意义。

第 12 例　下颌肿物 – 口干 – 夜尿增多

病历摘要

　　患者男性，49 岁。因"下颌肿物 1 年半，腮腺及泪腺增大 7 个月"于 2009 年 12 月 17 日入院。

　　患者 2008 年 4 月无诱因出现双侧下颌肿物，约核桃大小，质中，无压痛。肿物逐渐增大，同年 12 月于外院行双侧颌下腺及肿物切除术，术后病理检查示双侧颌下腺慢性硬化性颌下腺炎。术后出现口干，进干性食物需用水送，无眼干及牙齿片状脱落。2009 年 4 月逐渐出现双侧腮腺及泪腺增大。外院查嗜酸性粒细胞（EOS）7.5%（绝对值 0.36×10^9/L）；抗核抗体（ANA）、抗可提取性核抗原抗体（ENA）、自身抗体、T 细胞亚群均未见异常；颈部 B 超提示双侧腮腺增大伴多发低回声结节，颈部及腮腺旁多发淋巴结。8 月出现夜尿增多，4～5 次/晚，夜尿量多于白天尿量，伴尿中泡沫略增多。无发热、水肿、呼吸困难。复查 EOS 11.9%（0.69×10^9/L）；尿常规：比重 ≤ 1.005，pH 6.0，蛋白、红细胞（－）；IgG 37.9～41.6g/L（7～17g/L），γ球蛋白 36.9%～41.1%；免疫固定电泳：未见单克隆蛋白；血肌酐 158～178μmol/L；腮腺造影（－），唇腺活检病理示：小涎腺慢性炎、腺泡萎缩明显、间质纤维化；眼科会诊诊断：慢性泪腺炎、双干眼症。

　　既往史、个人史、家族史：无特殊。

体格检查： 双侧泪腺增大，双侧腮腺增大约鸡蛋大小，质偏硬，无压痛，左颈部可触及黄豆大小淋巴结，质中无压痛，心肺腹（－），双下肢不肿。

诊治经过： 入院后查血白细胞正常，EOS 12.9%（$0.81 \times 10^9/L$）。肝肾功能：肌酐 159μmol/L，余正常。尿沉渣（－）；24 小时尿蛋白 0.61g；肌酐清除率 66ml/min。便常规及潜血（－）。血涂片、骨髓涂片及活检（－）。血红细胞沉降率（ESR）89mm/1h；C 反应蛋白（CRP）10.0mg/L；补体：CH50 1.8×10^4 U/L $[（2.6 \sim 5.5）\times 10^4$ U/L]，C3、C4 正常，IgG 37.9g/L，IgG4 11.54g/L，IgA、IgM 正常；血清血管紧张素转换酶（－）。ANA、抗双链 DNA、抗 ENA、抗中性粒细胞胞浆抗体、类风湿因子（－）。冷球蛋白（－）。CA 系列、肺癌筛查、前列腺特异性抗原（－）。超声心动图：射血分数 70%，少量心包积液。胸部高分辨 CT：双肺多发结节影，肺间质改变，纵隔及肺门多发小淋巴结。腹部 CT：双肾大，腹腔内及腹膜后多发淋巴结。颈部超声：双侧腮腺增大，轮廓不清晰，内见杂乱网格样低、弱回声；双侧颌下腺部分淋巴结增大。泪腺超声：双眼泪腺占位病变。唇腺活检病理经北京协和医院会诊：小涎腺组织显慢性炎，部分腺泡萎缩，较多浆细胞浸润及淋巴滤泡形成。肾穿活检病理检查示：弥漫性间质损害，广泛细胞浸润，以淋巴细胞、浆细胞、嗜酸性粒细胞为主，细胞形态多样，考虑间质性肾炎。腮腺活检病理检查示：腮腺组织显重度慢性炎伴纤维化及淋巴滤泡形成。齿龈活检病理检查示：鳞状上皮黏膜显慢性炎，上皮可见淀粉样物沉积，刚果红（＋）。腹壁脂肪活检病理：脂肪组织中见均质红染物，刚果红（＋）。考虑 IgG4 相关疾病，淋巴瘤待除外。2010 年 1 月 6 日予口服泼尼松 60mg/d、环磷酰胺 2 片/隔日服用，病情好转出院。

随诊： 患者出院 2 年后病情平稳，泼尼松已减至 5mg，隔日一次，已停环磷酰胺，改雷公藤 2 片/日。双侧泪腺、腮腺明显缩小，夜尿减少，复查 IgG 及 IgG4 均恢复正常，血肌酐、EOS、ESR、CRP 均降至正常，胸部高分辨 CT 显示肺内小结节、纵隔肺门及腹膜后淋巴结明显缩小或消失。患者已恢复工作，目前在继续随诊中。

最终诊断： IgG4 相关疾病（Mikulicz 病、间质性肾炎、肺间质病），继发淀粉样变。

分析与讨论

患者为中年男性，病程 1 年半，以双侧泪腺、涎腺及小涎腺受累为突出表现，病理可见大量淋巴细胞及浆细胞浸润、淋巴滤泡形成以及纤维化、硬化等表现，并多器官受累，包括间质性肾炎、肺间质病变，伴 EOS 升高、淋巴结增大等全身表现。结合患者整体情况考虑以下疾病：

1. 干燥综合征 该例眼科客观检查符合干眼症，并有口干症状、腮腺及颌下腺增大，但口腔科客观检查（腮腺造影）并不支持干燥综合征，并且多次检查 ANA 谱均阴性，唇腺活检病理也未发现灶性淋巴细胞浸润。按照 2002 年干燥综合征国际分类标准，尚不能诊断干燥综合征。

2. Mikulicz 病 本病以对称性涎腺及泪腺增大为特征，从病理方面看其腺体改变同干燥综合征的腺体改变基本一致，所以多数学者认为 Mikulicz 病应归为干燥综合征的特殊类型，但最近日本人研究发现 Mikulicz 病与干燥综合征有诸多不同之处：①Mikulicz 病的腺体受累更突出，而干燥综合征虽也有腺体受累但对称性的明显增大很少见；②Mikulicz 病很少出现抗 SSA、抗 SSB 等自身抗体，而干燥综合征抗 SSA、抗 SSB 抗体阳性是其重要特点之一；③干燥综合征的泪腺和涎腺组织中浸润细胞以 IgG

和 IgA 阳性的浆细胞为主，而 Mikulicz 病则以 IgG4 阳性的浆细胞浸润为主；④Mikulicz 病对激素治疗反应非常好，但干燥综合征有脏器损伤时常常需要联合其他免疫抑制剂治疗；⑤Mikulicz 病与 IgG4 水平升高明显相关，是 IgG4 相关疾病之一，但干燥综合征与 IgG4 水平升高关系不大；⑥Mikulicz 病转变为恶性淋巴瘤的概率较低，而干燥综合征发生淋巴瘤的机会明显高于正常人群；⑦Mikulicz 病全身表现甚少。从这个角度来看，该患者可以诊断 Mikulicz 病，但是无法解释病情全貌。

3. 淋巴瘤　患者腮腺触诊质地较硬而无触痛，并有多发深部淋巴结增大、EOS 升高、IgG 水平明显升高、肺内小结节等，需谨慎除外淋巴瘤。经过多部位、多次活检病理检查均未发现淋巴瘤证据。但是，本例患者多灶组织活检均提示有大量淋巴细胞浸润和淋巴滤泡形成，我们在临床工作中常常可以观察到一些患者从良性淋巴上皮增殖性疾病向恶性淋巴上皮增殖性疾病（淋巴瘤）转变的过程，例如干燥综合征发生淋巴瘤的机会可高达正常人群的 44 倍，张文等所报道的来自国内的最新数据表明，中国的干燥综合征患者发生淋巴瘤的机会甚至更高（48 倍）。因此，尽管目前该患者淋巴瘤诊断证据不足，但应在以后的治疗过程中注意密切随访。

4. 结节病　也可以出现腮腺、泪腺增大，并有全身的表现如肺间质病变、纵隔淋巴结增大，但较少出现间质性肾炎，并且本例患者血清血管紧张素转换酶阴性，病理检查也未找到非干酪样坏死性肉芽肿的改变，所以可以排除此病。

5. 淀粉样变　本病可出现多系统受累，患者齿龈及腹壁脂肪刚果红染色阳性。原发性淀粉样变出现消化道、心肌、周围神经系统受累更为突出，肾脏受累多表现为大量蛋白尿。本例患者未出现上述表现，免疫固定电泳正常，也没有浆细胞疾病的证据，应考虑继发性淀粉样变。

6. IgG4 相关疾病 本例患者血清 IgG 明显高于正常，进一步检查发现其中 IgG4 成分明显升高，结合患者 Mikulicz 病、肺、肾等损害，因此考虑 IgG4 相关疾病。

IgG4 相关疾病是新近由日本学者提出的一个疾病实体，实则是一组临床病理综合征，发病机制尚不明确。发病年龄大多在 45 岁以上，男女发病比例约 3:1，受累器官与干燥综合征相似，对激素治疗反应良好。本病的主要特点是受累脏器瘤样肿大，组织病理检查可见大量淋巴细胞浸润和 IgG4 阳性的浆细胞，伴纤维化或硬化，血中 IgG4 水平明显升高（正常人 IgG 亚类分型比例是 1、2、3、4 型逐渐减少，但在 IgG4 相关疾病患者中 IgG 的亚类比例由多到少以 1、4、2、3 型排列）。临床上有很多疾病都可与其相关，如：①消化道疾病：自身免疫性胰腺炎、硬化性胆管炎等；②腹膜后纤维化；③肺：肺间质病变；④涎腺：慢性硬化性涎腺炎（包括 Mikulicz 病和 Kuttner 瘤）；⑤肾脏：间质性肾炎、膀胱炎、前列腺炎等；⑥甲状腺：慢性硬化性甲状腺炎（Reidel 甲状腺炎）；⑦心血管：慢性主动脉周围炎、纵隔纤维化等；⑧中枢神经系统：淋巴细胞性垂体炎、硬化性脑膜炎等。还可伴乏力、体重下降、淋巴结增大、血肿、EOS 升高等全身表现。诊断需血清 IgG4 > 1.4g/L，并且组织中可见淋巴细胞和 IgG4$^+$浆细胞浸润（IgG4$^+$/IgG$^+$浆细胞 > 50%）伴典型的纤维化或硬化。文献报道 IgG4 > 1.4g/L 对于诊断 IgG4 相关疾病的敏感性可达 75% 以上，特异性可达 93% 以上。本例患者 IgG4 水平高达 11.54g/L，且多个器官组织中均可见典型的纤维化或硬化改变，并有 Mikulicz 病、肺间质改变、间质性肾炎，因此考虑 IgG4 相关疾病诊断明确。

总之，临床上如有患者 IgG 升高，但原发病诊断不清时应考虑 IgG4 相关疾病，需进一步测定 IgG4 水平并积极寻找组织病理 IgG4$^+$浆细胞浸润的证据。临床医师应注意对 IgG4 相关疾病患者的密切随访，及时调整用药方案。

（张　炎　沈　敏）

专家点评

张文医师：泪腺、颌下腺和腮腺肿物、肺间质病变、间质性肾炎、全身多发淋巴结增大，本例患者多个脏器和组织受累，加之血中炎性指标升高，组织中大量淋巴细胞浸润，在我们以往熟悉的疾病中很难找到某一个正确诊断。然而，经过血清学中患者 IgG4 显著升高以及组织中大量 IgG4$^+$ 的浆细胞浸润，患者最终诊断为 IgG4 相关性疾病（IgG4-RD）。

IgG4-RD 是近年来新认识的一种由免疫介导的慢性自身炎症性疾病。我国对该病的认识刚起步，尚属于疑难杂症类，误诊和漏诊较常见。本病的主要特征：①受累组织或脏器弥漫性或局限性肿大，类似肿瘤；②患者血清 IgG4 水平显著增高；③受累组织和器官大量淋巴细胞和 IgG4$^+$ 浆细胞浸润，同时伴有纤维化和硬化。该病可导致多种脏器同时或相继受累，也可只累及一种脏器。受累器官非常广泛，包括泪腺、涎腺、胰腺、腹膜后组织/腹主动脉、胆管、纵隔、中枢神经系统、垂体、甲状腺、肺、肝、胃肠道、肾、前列腺、淋巴结、皮肤和乳腺等。导致相应的疾病，如米库利兹病、自身免疫性胰腺炎、腹膜后纤维化/主动脉炎、硬化性胆管炎、硬化性纵隔炎、硬脑膜炎或自身免疫性垂体炎、肺间质病变、间质性肾炎、炎性假瘤等。

该病患者对糖皮质激素的治疗反应较好，因此正确认识本病并及时诊断可显著改善患者的预后。相信随着我国医学界对该病的重视，IgG4-RD 的诊断水平将大大提高。

第13例 反复头晕-肾功能不全-意识障碍

病历摘要

患者男性，67岁。因"间断发热、头痛4年，发现血尿、蛋白尿3年，记忆力下降2个月"于2011年2月12日入院。

患者2007年因发热、头痛、头晕于我院查头颅MRI：垂体不均匀强化，中心强化减低。行垂体探查术，取3块组织活检病理分别为：（蝶窦）假复层纤毛柱状上皮黏膜显慢性炎；炎性渗出物及少许鳞状上皮黏膜慢性炎；纤维组织显慢性炎。核周型（P）-抗中性粒细胞胞浆抗体（ANCA）阳性1:40～1:80，髓过氧化物酶（MPO）-ANCA 101～160RU/ml，尿常规、尿沉渣及血肌酐（Cr）水平均正常。诊断垂体脓肿。术后予抗感染治疗，症状缓解。2008年因镜下血尿、蛋白尿、Cr升高，行肾组织活检示寡免疫复合物性新月体肾炎，符合小血管炎性损害；p-ANCA阳性1:80～1:160，MPO-ANCA > 200RU/ml。诊断显微镜下多血管炎（MPA），予泼尼松、环磷酰胺（CTX）治疗，激素规律减量。2009年7月CTX累积剂量达18g时停药，改予雷公藤20mg bid。2010年2月复查ANCA（-），Cr稳定于145μmol/L左右，泼尼松10mg/15mg隔日口服维持。

2010年12月2日患者夜间如厕时晕倒，家人发现其意识清楚、四肢乏力，扶起后能够行走，此后持续性头晕、头痛，无恶心、呕吐、耳鸣、心悸、视物模糊、抽搐、瘫痪或言语不利。

伴高级智能缓慢减退，记忆力差，白天睡眠增多，活动减少。症状逐渐加重，基本不主动自行行走，不能认识家人，文不对题，虚构，胡言乱语。

体格检查： T 36.5℃，P 76 次/分，R 18 次/分，BP 120/70mmHg。患者嗜睡，高级认知功能减退，近时记忆和远时记忆差，时间、地点、人物定向力和计算力明显降低，心肺腹（ - ），双下肢肌力 V⁻级，四肢腱反射活跃，双侧掌颌反射阳性，病理征（ - ），感觉和共济功能正常，脑膜刺激征（ - ）。

诊治经过： 2011 年 2 月 24 日收入神经科后予营养支持及改善微循环治疗，患者高级智能情况进行性下降，嗜睡明显加重，基本不下床，在家人强迫下能够坐起吃饭，但进食少。

查血常规、尿常规及尿沉渣、24 小时尿蛋白正常；白蛋白 30g/L，Cr 143μmol/L；IgG 及 IgA 正常，IgM 0.55g/L（↓）；血红细胞沉降率（ESR）50mm/1h；抗核抗体（ANA）、抗磷脂抗体及 ANCA 均（ - ）。各项肿瘤血清学指标均正常。腰穿：脑脊液（CSF）压力正常，白细胞（WBC）10 个，蛋白 1.53g/L，糖及氯化物正常；细胞学示：WBC 1500/0.5ml，淋巴细胞 80%，单核细胞 20%，可见淋巴细胞激活 AL（ + ），病原学（ - ），可见寡克隆区带；心脏超声：老年性主动脉瓣退行性变，左心室松弛功能减低；肺功能：非特异性通气功能障碍；胸部 HRCT：双下肺胸膜下间质病变（图 13-1）。头颅增强 MRI：脑内多发片状异常信号，考虑脑白质病（图 13-2）。头部 MRS：左侧侧脑室后角旁病变 N-乙酰天冬氨酸（NAA）代谢明显降低，可疑无氧酵解改变，提示活动性病变尚有缺氧情况存在。脑电图：中度异常，左颞部反复可见低中波幅 1 ~ 1.5Hz 慢波，左中额、中央、顶可见较多 2 ~ 3Hz 慢波。简易智力状况检查法（MMSE）7 分。

考虑中枢神经系统血管炎可能性大，颅内肿瘤待除外。积极联系脑组织活检，同时 3 月 4 日起予甲泼尼龙 80mg qd 静滴，并予地塞米松 20mg 鞘内注射一次，2 周后激素改为泼尼松 60mg qd 口服，并加用 CTX 100mg 隔日一次口服。复查腰穿：CSF 压力 170mmH$_2$O，WBC 0 个，蛋白 0.84g/L，细胞学仍提示淋巴细胞性炎症。复查头颅增强 MRI：脑内多发片状异常信号及强化，左侧侧脑室后角旁病变范围较前缩小。4 月 8 日于局麻下行立体定向脑肿物穿刺活检手术，术后病理示：少许脑组织胶质细胞增生，并见散在淀粉样小体，局部淋巴细胞浸润，以血管周围明显；免疫组化：胶质纤维酸性蛋白（GFAP）表达阴性，CD68 表达阳性，神经元核抗原 NeuN 和 CD20 表达散在阳性，血管周围组织 CD3 表达阳性。

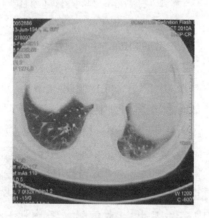

图 13-1　患者胸部 HRCT：双上肺陈旧性结核，双下肺磨玻璃样密度影，为新出现，考虑间质性病变

治疗后患者高级智能仍进行性下降，不能诉二便，不能自主进食，4 月 20 日转入免疫内科。考虑患者颅内病变为 MPA 表

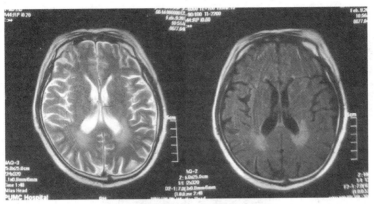

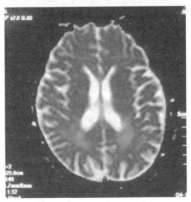

图 13-2　患者入院后头颅增强 MRI：左侧放射冠、双侧脑室后角旁、
　　　　左侧颞叶、前联合异常信号，增强后明显强化；左侧基底节
　　　　区、双侧丘脑、大脑脚、脑桥、延髓异常信号，考虑慢性缺
　　　　血灶；垂体术后改变

现，神经系统损伤时间较长、不能修复，已为疾病终末期，即
使积极治疗也无法逆转，建议维持目前治疗，支持为主。患者

因意识障碍、反复出现吸入性肺炎，最终呼吸衰竭，于 2011 年
6 月 29 日去世。

最终诊断：显微镜下多血管炎（MPA）（肾、肺、中枢神经
系统受累）。

分析与讨论

本例患者病程 4 年余，可以分为三个阶段。第一阶段为起病
时单独表现为中枢神经系统受累、垂体占位，p-ANCA 及 MPO-
ANCA 阳性，垂体活检见到较多中性粒细胞及坏死物。第二阶段
患者以肾脏损害为主，表现为血尿、蛋白尿和血肌酐升高，p-
ANCA 阳性，肾组织活检提示"小血管炎性损害"，诊断为
MPA，予规范激素及环磷酰胺治疗，此后监测 ANCA 转为阴性，
Cr 稳定在 145μmol/L 左右，长期口服小剂量激素维持治疗。第
三阶段患者出现多发脑白质病变和肺间质纤维化，临床表现为
进行性高级智能活动下降、记忆减退及嗜睡，功能核磁检查及
CSF 细胞学检查均支持颅内存在活动性炎性病变。结合患者三个
阶段的表现，考虑诊断为以中枢神经系统（垂体）症状起病的
MPA，逐渐累及肾脏和肺脏，在维持治疗阶段出现中枢神经系统
病变的复发、加重，最终导致患者死亡。

MPA 属于 ANCA 相关性血管炎，是一种少见的系统性坏死
性小血管炎，伴极少或无免疫复合物沉积，主要累及小血管包
括小动脉、毛细血管和小静脉，发病男性多于女性（3∶2），发
病年龄多在 50 岁以上，最易受累的器官为肺脏和肾脏，还可累
及神经系统、皮肤、骨骼肌肉系统、心脏、眼和肠道等其他器
官，主要病理学表现为坏死性血管炎和血管周围炎性细胞浸润。

MPA常见的临床表现包括发热、体重下降、乏力、咯血、血尿、蛋白尿、腹痛、消化道出血、周围神经病、关节炎、肌炎等。大多数患者肾脏受累，肾组织活检病理呈寡免疫复合物沉积型坏死性肾小球肾炎；也可以肺间质病变为首发表现，但提示预后不良。肺部表现包括非特异性间质性肺炎、弥漫性全细支气管炎、胸腔积液、肺水肿、肺动脉瘤和肺泡出血。

MPA可以累及中枢神经系统和周围神经系统，但常伴有其他脏器的受累，也可表现为MPA唯一受累的器官。MPA患者周围神经系统受累的发生率为20%~59%，多为轴索损伤，因此手足的神经较常受累（神经轴索较长），其临床表现、电生理学和组织病理学表现与其他类型ANCA相关性血管炎类似，最常见的是多发性单神经病，约占2/3，其次为对称性多发性神经病。受累神经依发生率由高到低依次为腓浅神经（外侧）、腓深神经浅支（内侧）、尺神经和正中神经，少数累及脑神经。病理表现即使未见到神经外动脉纤维素样坏死，仅见到神经缺血就可以诊断为血管炎。中枢神经系统受累很少见，可表现为缺血性脑卒中、颅内出血、蛛网膜下腔出血和硬脑（脊）膜炎，也可表现为脑病或脊髓病。脑卒中可以作为MPA的唯一表现，不伴肺、肾等常见的器官受累。发病机制可能为血管炎性反应引起血流减慢、导致梗死，或分泌的炎性因子激活血小板，引起血小板聚集和黏附等。以中枢神经系统病变为首发病变的MPA患者，早期诊断困难，预后不良。

糖皮质激素和免疫抑制剂是治疗MPA的重要药物，同时需要根据患者的年龄、疾病严重程度、器官受累类型及五因素评分（five-factor score，FFS）等制订个体化的治疗方案，还要考虑药物的不良反应或毒性作用。1996年制订的FFS包括肾功能不全、大量蛋白尿、心肌病变、消化道受累及中枢神经系统表现等；2009年法国血管炎研究组根据数据库资料对FFS重新进行了修订，新的 FFS 包括肾功能不全（Cr≥150μmol/L）、心肌病变、消化道受累、年龄 >65 岁和未累及耳鼻喉等器官，当 FFS 评分为 0、1 或≥2 时的 5 年病死率分别为 9%、21% 和 40%。有生命危险或可能造成脏器不可逆损伤时可考虑给予激素冲击治疗，并联用大剂量环磷酰胺（每日 2～3mg/kg）治疗；重症患者应用血浆置换和免疫球蛋白作为辅助治疗可以获益。经过治疗，约 85% 的患者在 6 个月内症状可以缓解，此后仍需继续维持治疗至少 1 年。诱导缓解时首选糖皮质激素联合环磷酰胺的治疗方案，环磷酰胺可每日 2～3mg/kg 口服，并根据治疗反应、药物副作用、年龄及肾功能调整剂量，或每 3～4 周予 0.5～0.7g/m² 体表面积（或 15mg/kg）静脉输液冲击治疗；病情缓解后改予硫唑嘌呤或甲氨蝶呤长期维持治疗。女性、黑色人种、严重肾病和血清抗蛋白酶 3（PR3）- ANCA 阳性的患者对初始治疗反应可能欠佳。MPA 患者的病死率和肾脏功能的保留受免疫抑制剂治疗方案、器官受累类型、ANCA 效价、年龄、发病第一个月血肌酐最高值、胃肠道是否受累和性别等多项因素的影响。各项研究中，MPA 患者的 5 年生存率为 45%～76%，2 年内复发率为 8%。

本例患者病程 4 年，在病程的第一阶段，仅出现中枢神经系统局灶性病变（垂体），未经激素及免疫抑制剂治疗，一度病情稳定，这是由于系统性血管炎的临床表现可以是波动性的，在起病病情较轻、未经治疗干预时，部分患者可以出现自发缓解。但是患者很快出现复发（第二阶段），表现为坏死性肾小球肾炎，血肌酐水平升高，血清 p-ANCA 阳性，经规范的激素和环磷酰胺治疗后血肌酐水平稳定，血尿、蛋白尿缓解，考虑到环磷酰胺长期使用的副作用，故累积至 18g 后停用，口服小剂量激素维持。在病程的第三阶段，患者表现出中枢神经系统的多发脑白质病变和肺间质病变，考虑为 MPA 的病情复发，引起中枢神经系统和肺脏病变，经糖皮质激素、环磷酰胺、鞘内注射地塞米松等治疗后颅内未再出现新发病灶，脑组织水肿减轻，肾功能好转，提示治疗有效。但患者神志无明显改善，考虑与已出现的多发脑白质病变有关，因患者存在吞咽障碍、反复发生误吸性肺炎，最终出现呼吸衰竭而去世。提示 MPA 老年患者、合并肾功能不全及蛋白尿、未累及耳鼻喉等器官者预后不良，合并中枢神经系统病变的 MPA 患者预后更差。

（李　菁）

专家点评

赵岩医师：本例为一老年男性，病程 4 年余。因中枢神经系统受累（包括垂体占位）、MPO-ANCA 阳性和垂体活检见较多中性粒细胞及坏死以及肾脏受累诊断为 MPA，并给予激素和 CTX 的治疗，病情获一定程度缓解。CTX 累积剂量 18g 并 ANCA 转阴后停用 CTX，并以小剂量激素和雷公藤多苷维持治疗，但患者病情仍在发展最终导致死亡。本例的治疗符合总体原则，但从本例的诊疗中仍有一些情况值得商榷：

1. CTX 使用的疗程和累积量问题　目前没有定论。有重要脏器受损的 MPA 应该较长时间使用 CTX，一般认为至少在病情缓解后继续使用 1～3 年以上，尤其是 ANCA 持续阳性者。本例虽然 ANCA 转阴且 CTX 累积量达到 18g，但并未出现 CTX 的明显毒副作用，是否可以继续使用值得商榷。

2. 在病程的第三阶段，患者表现出中枢神经系统的多发脑白质病变和肺间质病变，考虑为 MPA 的病情复发是应该的。患者经糖皮质激素、环磷酰胺以及鞘内注射地塞米松等治疗后虽有好转，但因年龄较大和中枢损害过久导致的不可逆病变等因素，患者的神志并无明显改善，最终死于反复发生的误吸性肺炎。而在此阶段一个重要的问题是如何判断血管炎的活动性表现以及不可逆的慢性损伤表现？以避免过度治疗导致的损伤和死亡。目前尚无简单有效的判断方法。但至少每位医师应该熟悉小血管炎 BVAS 活动指数的评分内容（可在相关网站查阅），以帮助我们在临床中熟悉小血管炎的活动表现，调整治疗方案。

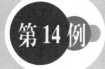

第14例 白色萎缩-肌痛-多发腹腔动脉瘤

病历摘要

患者男性，29岁。因"皮疹10年，加重2年，发热、腹痛、消瘦半年"于2010年4月21日入院。

患者10年前无诱因出现双小腿下1/3以远部位散发痛性结节，反复溃疡、破溃、溢液，1~2个月愈合，遗留瘢痕和色素沉着，每年发生1~2次，近2年症状加重，每年发生3~4次，夏重冬轻。皮肤活检病理示：白色萎缩晚期。半年前开始午后发热，体温最高38~39℃，伴活动后下肢肌肉酸痛，食欲减退，进食后腹痛、腹胀，排气、排便减少，进行性消瘦（近半年体重下降10kg）。伴血压升高：（140~150）/（90~100）mmHg。病程中有双手及双足遇冷后变紫，保暖后好转；有过可疑睾丸痛。

既往史：无特殊。

体格检查：体温38.0℃，血压146/114mmHg，体重指数14kg/m^2，双小腿下1/3以远部位可见片状不规则褐色色素沉着，皮肤变薄萎缩，遗留白色瘢痕（图14-1），心律齐，心前区未闻及杂音，双肺清，未闻及啰音，舟状腹，腹软无压痛，肝脾未扪及，四肢肌肉压痛（+），双上肢肌力Ⅳ$^+$级，双下肢远端Ⅳ$^-$级，近端Ⅲ级。

诊治经过：血常规、肝肾功能、肌酶正常；血红细胞沉降率 82mm/1h，C 反应蛋白 150mg/L；乙肝五项：HBsAb、HB-cAb、HBeAb（+），余（-）；抗核抗体、抗双链 DNA 抗体、抗中性粒细胞胞浆抗体、抗可提取性核抗原抗体、抗心磷脂抗体、抗 β_2-GP1 均（-）；胸腹 CT 示脾大；血培养、肥达-外斐试验及布氏杆菌凝集试验均（-）；肌电图提示可疑肌源性损害；双下肢静脉彩超、全消化道造影正常；踝周皮肤活检：表皮变薄，真皮小血管增多，血管内皮细胞轻度增生，部分管腔内可见血栓形成，管周未见炎细胞浸润；腹部 CTA：腹腔多发小动脉瘤（图 14-2）。予甲泼尼龙 40mg/d 静点及环磷酰胺 0.2g qod 静点治疗，并予静脉营养支持逐步过渡至肠内营养，促胃肠动力药，积极控制血压。患者体温降至正常，皮疹逐步好转，腹痛减轻，每日排便 1 次。患者病情平稳出院随诊。

最终诊断：结节性多动脉炎（PAN）并多发腹腔动脉瘤及皮肤白色萎缩。

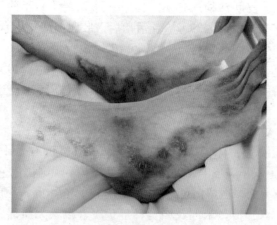

图 14-1　患者双小腿下 1/3 以远部位散在褐色色
　　　　素沉着及白色瘢痕

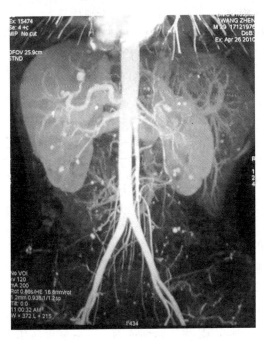

图 14-2　患者腹部 CTA：双肾、脾门及细小动
脉末端多发小动脉瘤

分析与讨论

　　PAN 为多个器官或系统的坏死性中小动脉炎。法国血管炎
研究小组的一项纳入 348 例 PAN 患者的报道称，超过 1/3

（35.6%）的 PAN 患者出现腹痛症状，HBV 相关患者腹痛的发生率更高（50.4%）。同一研究发现经血管造影证实的消化道微小动脉瘤和（或）狭窄、肾微小动脉瘤和（或）狭窄的发生率分别为57.7%、66.2%。Mnif 对 17 例有腹部症状的 PAN 患者进行腹部血管 DSA 检查，发现其中有 12 例患者存在腹腔多发中小动脉血管瘤。目前临床应用广泛的腹部 CTA（多排螺旋 CT-MDCT）对显示 PAN 所致腹腔动脉瘤敏感性高，除有助于 PAN 的诊断外，还可将其应用于患者的随访过程中，腹腔动脉瘤的减少或消失常与病情好转平行。本例患者腹部症状突出，腹腔多发小动脉瘤数目之多、分布范围之广实属少见，除严重影响其消化道功能外，还随时可能出现腹腔或肠道出血等急症，提示其预后不佳，应给予积极治疗。

本例 PAN 患者的皮肤改变经病理检查符合白色萎缩。白色萎缩是青斑样血管病中最常见一种，其基本病理改变为小血管管腔内血栓形成及红细胞溢出，而少有血管炎改变，血管周围没有大量淋巴细胞等炎症细胞浸润或白细胞破碎现象。白色萎缩是由 Milian 于 1929 年最初描述的，曾被称为网状青斑合并夏季溃疡（livedoreticularis with summer ulcerations）、节段性透明样血管炎（segmental hyalinizing vasculitis）、青斑血管炎（livedo vasculitis）、超敏型血管炎（hypersensitivity-type vasculitis）及痛性紫癜样溃疡伴低位肢端网状形态（painful purpuric ulcers with reticular pattern of the lower extremities，PURPLE）。本病常为慢性，带有季节性加剧（冬轻夏重）。白色萎缩最常见于青中年女性，典型表现为不对称的痛性皮损，并迅速进展为冲击打孔样直径 3~8mm 的溃疡，在数天至数周内，溃疡的边缘被点状的毛细血管扩张所包绕，这些溃疡可持续存在，但更常见的是最终以瓷白色瘢痕形成愈合，瘢痕被扩张毛细血管所围绕。白色萎缩可分为原发性和继发性，后者常见于 PAN、抗磷脂综合征等结缔组织病。临床上需要注意与皮肤血管炎相鉴别。本例患者的皮肤改变虽先于 PAN 数年出现，但从治疗效果上看其白色萎缩应为继发于 PAN。在治疗原发病 PAN 的同时给予抗血小板聚集药物（如阿司匹林和双嘧达莫），可使皮疹迅速好转。

我们报道这例 PAN 合并腹腔多发小动脉瘤及皮肤白色萎缩，临床少见，一方面提示腹部 CTA 检查对有腹部症状的 PAN 患者具有重要诊断意义，并对疗效和预后判断有一定帮助，另一方面也提示先期出现的特征性皮肤改变——白色萎缩有可能继发于 PAN，不应放松对此类患者的随访。

（唐博骞　沈　敏）

专 家 点 评

尤欣医师：本例结节性多动脉炎（PAN）和皮肤白色萎缩均属少见病。作为风湿科医师，诊断有典型临床表现的 PAN 并不难，但对白色萎缩则应提高认识。白色萎缩好发于中青年女性，初为痛性皮损，渐发展为溃疡、瓷白色瘢痕，周围有扩张的毛细血管，确诊依据病理，所见有小血管内微血栓，周围少有淋巴细胞浸润。皮肤白色萎缩从外观上看很容易与血管炎混淆，但结合病理可以看到其与血管炎的区别。白色萎缩治疗以抗血小板药和达那唑效果好。白色萎缩可分为原发性和继发性。原发性白色萎缩对激素和免疫抑制剂反应差。

第15例　肌无力－反复胸闷憋气

病历摘要

患者女性，17岁。因"肌无力7年，反复突发胸闷、憋气2年，再发1个月"于2010年2月21日收入院。

患者7年前感冒后出现咽痛、发热，继之四肢肌无力、蹲起困难、双臂上举困难，无皮疹、肌痛，无吞咽困难、咳嗽憋气。外院查肌酸激酶（CK）升高，肌电图提示肌源性损害，肌活检病理符合肌炎改变，胸部影像学未见异常，诊断儿童多发性肌炎。给予激素及免疫抑制剂（先后使用环磷酰胺、甲氨蝶呤、硫唑嘌呤、来氟米特等）治疗，CK逐渐降至正常。能走平路，但不能上楼，生活需家人照顾。病程中曾有数次病情反复，将激素加量后可缓解。2年前开始反复突发胸闷、憋气，无咳嗽、咳痰，无肌力明显改变。胸部CT提示多发肺大疱、自发性气胸。给予胸腔闭式引流等支持治疗症状可好转。近8个月自发性气胸频繁发作。1个月前再次出现四肢肌无力明显加重，致卧床不起、翻身困难，伴胸闷、憋气加重，无发热、咳嗽及咳痰。

既往史：3年前因发热、盗汗、咳嗽、痰涂片抗酸染色（＋）于结核病医院诊断肺结核，当时影像学检查未见肺大疱。予异烟肼＋利福喷汀＋吡嗪酰胺＋乙胺丁醇四联抗结核治疗1年，之后一直服利福喷汀至今，病情稳定，痰涂片（－）。

个人史及家族史：无特殊。

体格检查：体型消瘦，营养不良，体重指数 13kg/m²，指氧饱和度 98%（自然状态），四肢肌肉萎缩，四肢近端肌力 Ⅰ 级，远端肌力 Ⅱ 级，双肺呼吸音低，未闻及干、湿啰音。

诊治经过：血常规大致正常，CK 3247U/L（↑），血红细胞沉降率 4mm/1h，C 反应蛋白、补体正常，抗核抗体（＋）胞浆型 1∶160，抗双链 DNA、抗可提取性核抗原抗体、抗 Jo-1 抗体均（－）。胸部 HRCT 显示双肺间质性改变，多发肺大疱（图 15-1）。予甲泼尼龙 80mg/d 静点 3 天，后改为甲泼尼龙 40mg/d 口服，同时予环磷酰胺 0.4g/w 静点及来氟米特 10mg/d 治疗，并加强肠内营养支持治疗。患者四肢肌无力症状逐渐改善，胸闷、憋气好转，复查 CK 降至 399U/L。胸外科会诊建议在肌炎病情稳定、激素减至最小剂量后可考虑手术切除肺大疱。患者病情稳定，出院随诊，激素规律减量。2 个月后复查 CK 已正常，能在家人搀扶下坐起进餐，但因再次突发自发性气胸至当地医院住院治疗，予呼吸机辅助呼吸，暂未能脱机，此后失访。

最终诊断：多发性肌炎（肺间质病、肺大疱），陈旧肺

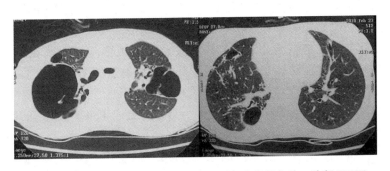

图 15-1　患者女，17 岁，多发性肌炎，反复自发性气胸。胸部 HRCT：
　　　　　双肺间质性改变，多发肺大疱，双肺多发斑片伴支气管扩张

结核。

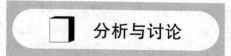

分析与讨论

　　肺部受累是多发性肌炎/皮肌炎（PM/DM）常见并发症，常见表现为肺间质病变、膈肌受累所致低通气以及吸入性肺炎。其中肺间质病变治疗效果差，是 PM/DM 常见重症并发症，也是影响患者预后的主要因素。PM/DM 合并肺大疱及自发性气胸临床较少见，国外均为个案报道，国内尚未有相关报道。徐东等曾总结 1994～2004 年间北京协和医院结缔组织病合并肺大疱住院患者共 10 例，其中包括干燥综合征 6 例，系统性血管炎 2 例，类风湿关节炎及未分化结缔组织病各 1 例，未发现 PM/DM 合并肺大疱病例。

　　PM/DM 发生肺大疱的机制尚不明确，有人认为肺间质病变可使肺泡壁退化变薄，并最终导致囊泡形成，也有人认为可能与血管炎或者继发的肺部感染有关。本例患者除多发性肌炎并肺间质改变外尚有肺结核病史。陈旧肺结核很难解释患者肺间质病与肺大疱，因此患者肺部病变仍考虑更多与原发病相关，但肺部感染（结核）可能在促发其肺大疱的形成中也起到了一定作用。PM/DM 合并肺大疱常表现为呼吸困难，易并发自发性气胸、肺部感染等。影像学表现为多发肺大疱压迫健康肺组织，可合并出现气胸、纵隔气肿等。

　　Sato 等报道了一例 PM 合并肺大疱，患者为 17 岁男性，1 岁时诊断儿童多发性肌炎，因双上肺多发肺大疱、反复自发性气胸行胸腔镜肺大疱切除术。Al-Mayouf 等报道了一例 4 岁女孩，诊断为皮肌炎伴肺大疱及支气管扩张，曾有反复气胸发作伴纵隔气肿，最后经手术切除肺大疱后症状缓解。另一例治疗成功的病例是一位 64 岁女性，诊断多发性肌炎，胸部 CT 发现肺大疱，随访中肺大疱逐渐增大并引起呼吸困难症状，经手术切除肺大疱后症状好转。由此可见，PM 合并肺大疱在治疗上一方面需针对原发病使用激素及免疫抑制剂，另一方面要考虑手术切除肺大疱，方能有效改善预后。目前并无证据表明某种免疫抑制剂具有显著优势，但有使用环磷酰胺后临床症状得到明显改善的报道。

　　本例患者近年来一直反复发生自发性气胸，但肌力变化不大，考虑原发病无明显活动表现，肺大疱是肺间质病变的遗留改变。而患者本次入院主因肌炎复发，经激素及免疫抑制剂治疗后四肢肌力有改善，CK 也降至正常，但活动耐量及呼吸困难并无明显改善。考虑影响后者的因素一方面与失用性肌萎缩有关，更重要的是肺大疱压迫健存肺组织，影响正常肺组织通气。根据已报道病例的成功治疗经验，除积极控制原发病外，还需与胸外科协助，选择合适的手术时机及手术方法切除肺大疱，才能最终改善患者预后。

（刘　博　沈　敏）

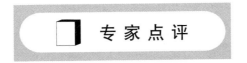

专　家　点　评

　　徐东医师：结缔组织病合并肺大疱已逐渐被大家所认识，尤其是在干燥综合征的患者中，已得到大家的共识。然而，在多发性肌炎/皮肌炎患者中，肺大疱很罕见，肺部受累多为肺间质病变，有报道儿童皮肌炎中肺部受累达 40%，此外可见纵隔气肿。多发性肌炎/皮肌炎合并肺大疱国内未见报道，国外仅见

3 例个案报道，其中两例为儿童。肺大疱是否与肌炎相关仍不确定，国外的 3 例报道中 2 例合并肺间质病变，表现为 BOOP，是否肺间质病变的类型与肺大疱有关？此外，本例患者有肺结核病史，文献报道中的 3 例患者中也有 1 例患者同时合并肺部 CMV 感染，因此考虑肺部感染也可能是促发造成肺大疱的原因之一。本病例另一个值得我们注意之处还在于，结缔组织病合并肺大疱不同于合并肺间质病变的患者，治疗上除积极处理原发病及感染外，肺大疱外科治疗也非常重要，不容忽视。希望通过这一少见病例，认识到肌炎/皮肌炎也可能会出现需要外科处理的肺部情况，以便创造机会尽早处理，减少气胸并发症的出现。

病历摘要

患者男性，26岁。因"肌无力2年，间断气短、排便困难1年余"于2011年11月2日入院。

患者2009年9月无诱因出现颈部、双上肢近端肌力对称下降，平卧时抬头困难，双臂上举费力，无肌痛、吞咽困难。外院查肌酸激酶（CK）20000U/L，抗核抗体（ANA）（＋）胞浆颗粒型1:320，抗双链DNA（ds-DNA）、抗Sm、抗Jo-1（－），抗SSA、抗SSB、抗RNP等抗体（＋），肌电图示"双侧三角肌、胸锁乳突肌、股四头肌肌源性损害"，肌活检病理提示"肌源性损害，但未见明显炎细胞浸润"，肺CT提示"肺间质纤维化"，诊断为"多发性肌炎"。给予甲泼尼龙（MP）1g/d×3d→500mg/d×4d→80mg qd×4d→60mg qd 口服，此后每3周减4mg，至40mg维持，并加用环磷酰胺（CTX）0.4g/2w静脉注射（维持半年后改为0.4g/3w×3个月），肌力好转，CK降至2753U/L。

2010年4月出现气短、呼吸时胸痛，伴低热，体温最高37.2℃，无咳嗽、咳痰，伴排便困难，外院CT提示"肺间质病变、小肠不完全性梗阻"，予MP 44mg qd（6周后每10天减量4mg，至12mg qd后每月减量2mg，至4mg qd维持）及CTX 0.4g/3w静脉注射（出院后CTX 0.4g/3w维持治疗），症状缓解。

门诊监测 CK 300U/L →4000U/L，肌力变化不明显，考虑病情活动，将美卓乐加量至 16mg qd，4 周后复查 CK 无下降，又加量至 40mg qd 治疗，并增加 CTX 至 0.6g/3w 治疗，3 个月后肌力无变化，CK 仍无下降。行右侧肱二头肌肌活检示"轻微肌源性损害"，胸部 CT 示"双肺间质纤维化"，予 MP 200mg/d×3d 后改为泼尼松 50mg qd、CTX 0.6g/3w 静脉注射及来氟米特（LEF）10mg qd 治疗，复查 CK 下降至 2061U/L。激素每 2～3 周减量 5mg，至 10mg qd 维持，肌无力仍有反复。2011 年 3 月肌无力症状加重，CK 升高，先后加用硫唑嘌呤 50mg qd×1 个月、霉酚酸酯（MMF）1g bid 治疗 1 个月、间充质干细胞（$8×10^9$ 个）移植治疗，症状无缓解。

2011 年 9 月出现站起困难，不能平地行走，咽干食困难，CK 1678U/L，予 MP 60mg qd→500mg/d×3d→80mg/d，并多次静脉输注丙种球蛋白，加用 CsA（后因肝功异常停用）及 LEF，症状仍无明显好转。

诊治经过： 2011 年 11 月 2 日患者转至我院。查血常规：白细胞（WBC）11.37×10⁹/L，中性粒细胞 70.1%，血红蛋白及血小板正常；尿、便常规正常；肝功能丙氨酸转氨酶（ALT）171U/L，谷氨转肽酶（GGT）130U/L，天冬氨酸转氨酶（AST）72U/L；CK 732U/L，CK 同工酶：巨 CK_1 5.5%；ANA19 项：ANA 胞浆型（+）1∶320，抗 ds-DNA 抗体（－）/ELISA 法 171U/ml，抗中性粒细胞胞浆抗体（+）1∶320，抗 SSA 抗体（+++），余（－）；IgG 20.3g/L，IgA、IgM 正常；补体、血红细胞沉降率（ESR）及超敏 C 反应蛋白（hs-CRP）正常；肿瘤筛选各项正常；巨细胞病毒（CMV）pp65（－），CMV-DNA 1000copies/ml；双股 MRI：双侧股部所见肌肉组织内可见广泛弥漫长 T1、T2 信号影，边缘模糊，信号不均匀，增强后似可见轻

度强化；胸 HRCT：双肺间质性改变，伴有肺大疱形成；股四头
肌肌肉活检病理：骨骼肌组织纵横切面，可见肌纤维萎缩、变
性、再生以及内核现象，肌束内少数淋巴细胞浸润，符合免疫
性肌病；免疫组化：CD20（－），CD3（＋），CD4（＋），
CD45RO（＋），CD8（少数阳性），MHC-I（＋）。

专业组查房考虑多发性肌炎诊断明确，病程长，既往治疗
欠规范，目前血浆置换治疗时机已过，激素可缓慢减量，应加
大 CTX 或 CsA 用量，同时加用 MTX 治疗，必要时可考虑予生物
制剂治疗，重点需加强肢体主动及被动活动的康复治疗。监测
患者肌酶谱逐渐下降，肌力逐渐恢复。门诊随诊 6 个月，目前四
肢肌力、肌容量明显好转，行走如常，生活自理，CK 1000U/L
左右，ALT、AST 正常。

最终诊断：多发性肌炎（PM）。

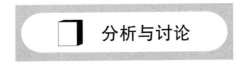

分析与讨论

PM 和皮肌炎（DM）虽然同属于炎性肌病的范畴，但它们
的病理基础并不相同，PM 主要为肌纤维的炎症病变，而 DM 则
有大量血管炎的表现，所以二者在临床表现上有极大的区别。
PM 主要累及横纹肌，偶尔累及平滑肌，治疗首选大剂量糖皮质
激素，足量药物治疗超过 3 个月或激素减量过程中复发的患者应
考虑其他药物治疗。需要注意的是，若患者出现持续的肌无力
而肌酶正常时，要除外类固醇肌病的可能，在激素减量后症状
好转则支持类固醇肌病的诊断。糖皮质激素联合二线治疗药物
可改善疾病预后，并减少激素用量和长期副作用。

治疗 PM 最经典的二线药物为 MTX，MTX 是一种叶酸类似

物，具有抗肿瘤、免疫抑制和抗炎作用，主要经肾排泄，常见的副作用为胃肠道反应、肝毒性、肺损伤、骨髓抑制和皮肤黏膜损害。在长期临床实践中，MTX 治疗 PM 的效果得到风湿科医师一致公认，至于 MTX 引起肺间质纤维化的发生率经过长期临床观察证实是非常低的。王国春等人对 1966 年以后发表的 MTX 治疗肌炎的临床研究进行了分析和总结，在四项 RCT 研究中 MTX 治疗均可改善 PM/DM 病情；与硫唑嘌呤和环孢素比较，MTX 的疗效并无明显优势，但安全性较好；在疾病早期激素联合应用 MTX 能更好的改善难治性肌炎患者的病情及预后；MTX 与激素合用优于激素单药治疗。但至今尚无比较 MTX 与 CTX 治疗 PM/DM 的随机对照研究临床试验报道。

　　PM 的治疗还可以选用 CTX、环孢素、硫唑嘌呤等作为二线药物，在治疗效果不满意时可以考虑联合使用两种二线治疗药物；也有临床医师选用 MMF、LEF 或他克莫司（FK506）作为 PM 的二线治疗药物。

　　关于难治性肌炎，有研究者尝试使用不同生物制剂治疗成功的经验，比如各种抗肿瘤坏死因子 α（anti-TNFα）的药物，但是观察到的治疗效果并非完全一致，Dastmalchi 等观察到 13 例难治性 PM 患者使用 anti-TNFα 治疗后很快复发，Brunasso 和 Klein 等则是在应用 anti-TNFα 治疗类风湿关节炎时观察到患者新出现肌炎的表现。也有研究者尝试使用利妥昔单抗（抗 CD22 抗体）、干细胞移植等治疗难治性肌炎，但也尚未得到公认的结论，而且有个别患者在使用利妥昔单抗后出现白质脑病等严重并发症。

　　本例患者已经多次行不同部位的肌肉活检，结合其自身抗体及肌酶谱检查的结果，多发性肌炎诊断明确。从患者在外院治疗的过程和效果来看（表 16-1），似乎为风湿科医师临床上经常碰到的难治性肌炎。但是仔细整理了患者在外院的治疗经过，发现患者从未使用过甲氨蝶呤（临床医师顾虑该药会加重患者的肺间质纤维化），其他治疗 PM 的二线药物用量也偏小（顾虑肝脏损害）；床旁查体发现患者四肢近端、远端肌群以及肢带肌都有明显的萎缩；辅助检查则发现患者的肌酸激酶中存在巨 CK，同时合并巨细胞病毒感染。为患者制订了 MTX 联合环磷酰胺、激素逐渐减量的治疗方案，并反复鼓励患者积极进行肌肉康复锻炼，同时给予更昔洛韦抗病毒治疗，患者临床症状逐步好转，随诊治疗效果满意。

（李 菁）

专 家 点 评

吴庆军医师：炎性肌病（多发性肌炎/皮肌炎）的诊疗尚缺乏足够的循证医学证据，经验性治疗主要强调糖皮质激素联合免疫抑制剂治疗。基础药物是大剂量糖皮质激素（0.8~1.5mg/kg），连续 4~12 周，每 2 周减 10%；必要时应用甲泼尼龙（500~1000mg/d）静脉冲击治疗。免疫抑制剂以甲氨蝶呤 [0.3mg/（kg·w）] 和硫唑嘌呤（2mg/kg）最常用。合并肺间质病变时，建议应用环磷酰胺、环孢素 A 和他克莫司。难治性病例可选用大剂量静脉丙种球蛋白（IVIG，20g×5）和利妥昔单抗（抗 CD20 单抗，500mg/w×4）。本例多发性肌炎患者病情较重，治疗过程中糖皮质激素剂量增减有时过快，免疫抑制剂应用种类多，但存在剂量不足和更换频繁等问题。另外，需要强调功能锻炼对减轻肌肉萎缩和恢复肌肉功能很有帮助。

表 16-1　患者临床表现与治疗经过

时间	症状	辅助检查	治　疗
2009 年 9 月	颈部、近端肢体肌力下降	CK 20000U/L ANA（+）胞浆颗粒型 1：320、抗 Sm、抗 ds-DNA、抗 Jo-1（-），抗 SSA、抗 SSB、抗 RNP 抗体（+） 肌电图：肌源性损害 肌活检：肌源性损害，未见明显炎细胞浸润 肺 CT：肺间质纤维化	诊断为"多发性肌炎" MP 1g/d×3d→500mg/d×4d→80mg/d×4d→60mg qd（每 3 周减 4mg，至 40mg 维持）；CTX 0.4g/2w iv（维持半年后改为 0.4g/3w iv×3 个月） 肌力好转，CK 降至 2753U/L
2010 年 2 月	气短、呼吸时胸痛；排便困难	CT：肺间质病变 小肠不完全性梗阻	MP 44mg qd，6 周后每 10 天减量 4mg，至 12mg qd 后每月减量 2mg 至 4mg qd 维持；CTX 0.4g/3w 静点
2010 年 2 月～2010 年 9 月		CK 300U/L→4000U/L 肌力无明显减退	MP 16mg qd×4 周→40mg qd→泼尼松 50mg qd；CTX 至 0.6g/3w；LEF 10mg qd CK 仍无明显变化，肌力无改善
2010 年 9 月		肱二头肌肌活检：轻微肌源性损害 胸部 CT：双肺间质纤维化	MP 200mg/d×3d→泼尼松 50mg qd，每 2～3 周减量 5mg 至 10mg qd 维持；CTX 0.6g/3w；LEF 10mg qd 治疗 CK 降至 2061U/L，症状仍反复

时间	症状	辅助检查	治　疗
2011 年 3 月	双侧肢体无力症状加重，右侧为著		泼尼松 10mg qd 维持；在 LEF 基础上加用硫唑嘌呤 50mg qd × 1 个月→MMF 1g bid × 1 个月→停 MMF 及来氟米特→间充质干细胞移植 病情无缓解
2011 年 9 月	站起困难，可于平地行走；咽干食困难		CsA 50mg bid； LEF 10mg qd 疗效欠佳
2011 年 10 月	不能平地行走	ANA（＋）胞浆颗粒型 1∶640，抗 SSA 抗体（＋），抗 Sm、抗 ds-DNA、抗 SSB、抗 RNP、抗 Jo-1、抗心磷脂抗体（－）；CK 1678U/L	MP 60mg qd + IVIG 20g/d × 5d→MP 500mg/d × 3d→MP 80mg qd + IVIG 30g/d × 5d + LEF 10mg qd + CsA 50mg bid（CsA 使用 4 天后因转氨酶升高停用） 症状无明显好转，CK 809U/L，转至我院

第17例 多关节肿痛－趾坏疽－手足麻木－心肌病变

病历摘要

患者男性，49岁。因"多关节肿痛4年，趾坏疽1个月"于2011年5月入院。

患者4年前开始左跖趾关节肿痛，渐发展至双侧足背、双踝、膝、肩、肘、腕、掌指关节及近端指间关节（PIP）、远端指间关节（DIP）肿痛，晨僵3~4小时，不伴发热、皮下结节。查类风湿因子（RF）增高，诊为"类风湿关节炎（RA）"，予中药及雷公藤20mg bid，泼尼松15~20mg qd，未规律用药，症状时有反复，渐出现双手（DIP）、双肘、膝关节变形，生活尚可自理，但长距离行走及爬楼等活动受限。2年前活动时右髋关节骨折行"右髋人工关节置换术"。1个月前相继出现右足第二趾、左跗趾水疱、变黑、溃烂，有脓血性液体流出，疼痛明显，伴双手拇指、示指、中指及胫侧足背麻木，无发热。双下肢动脉彩超：双下肢动脉内中膜毛糙。血常规：白细胞 14.23×10^9/L，中性粒细胞82.7%，血红蛋白124g/L，血小板 300×10^9/L。考虑"RA，局部皮肤感染"，予抗感染治疗及泼尼松10mg bid口服，效果欠佳。

既往史： 长期吸烟，20支/天×10余年。

体格检查： 双膝关节屈曲变形，伸直受限，双腕僵直肿胀压痛（＋），手指天鹅颈样畸形，双侧掌指关节、踝关节肿胀压痛（+），双下肢可见皮肤网状青斑，左膝关节外侧可及一直径 2cm 大小皮下结节，质地偏韧，左小腿外侧皮肤破溃，左第 1 至 3 趾、右第 1~2 趾趾腹不同程度发黑坏疽（图 17-1），双手背桡侧三指、双小腿外侧及双足针刺觉减退。

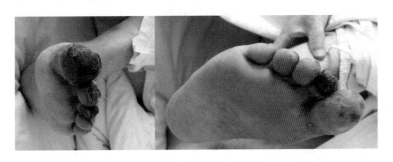

图 17-1 患者左第 1~3 趾、右第 1~2 趾趾腹不同程度发黑坏疽

辅助检查：血红细胞沉降率（ESR）39mm/1h，RF 2340U/ml；抗环瓜氨酸肽抗体（CCP）1607U/ml，抗角蛋白抗体（+），抗核周因子抗体（-）；抗中性粒细胞胞浆抗体（AN-CA）（+）P 1∶80，蛋白酶 3（PR3）-ANCA、髓过氧化物酶（MPO）-ANCA（-）；抗核抗体（-）；尿便常规（-）；双手像：双手及腕关节骨质疏松、多发骨质侵蚀和骨质破坏，部分指间关节半脱位，关节间隙狭窄，周围软组织肿胀，符合 RA 表现；双足像：双足骨质疏松；膝关节正侧位像：诸骨边缘骨质增生，关节面下骨质侵蚀，关节间隙变窄，双膝关节骨关节炎及 RA 改变；骨密度：重度骨质疏松；胸部 CT：双肺胸膜下间质改变；B 超：双下肢深静脉、肠系膜动静脉未见异常；超声心动图：左心室收缩功能重度减低，室壁运动普遍减弱，射血分数（EF）31%，考虑心肌病变；心肌灌注显像：心腔增大，心

功能低下，EF 33%；心房脑钠肽 37.50pg/ml；肘静脉压 14mmH$_2$O。

诊断 RA 并血管炎，先后两次甲泼尼龙冲击治疗（1g/d×3d），然后改为泼尼松 60mg qd，并予环磷酰胺 0.2g iv qod、环孢素 A 150mg qd 治疗，阿莫西林/克拉维酸钾抗感染，凯时扩血管，低分子肝素抗凝，拜阿司匹林抗血小板，充分镇痛，控制血压，卡维地洛抗心衰，抗骨质疏松，以及营养神经治疗。患者关节肿痛及肢体疼痛减轻，皮肤溃疡逐渐愈合，足趾坏疽范围缩小，手足麻木减轻，病情好转出院，门诊随诊。

最终诊断： 类风湿关节炎（RA）并血管炎（心肌病变、皮肤溃疡、肢端坏疽、多发单神经炎）。

分析与讨论

本例是比较典型的 RA 患者，以多发对称的中小关节肿痛伴畸形和活动受限，未经正规治疗，较长病程后出现手足麻木、皮肤溃疡、趾坏疽和心肌病变，从而确立 RA 血管炎的诊断。患者曾辗转几家医院，但均把皮肤溃疡和趾坏疽当做皮肤感染而仅仅给予了抗感染治疗。尽管局部有渗出和脓性分泌物，存在继发感染，但以感染作为散发于双足不相邻的趾坏疽以及皮肤溃疡的主因，显然比较牵强，并且不能解释患者手足麻木症状。通过仔细查体，发现患者手足针刺觉减退区域符合桡神经和腓神经分布区，尽管因为特殊原因未能行肌电图证实，临床判断仍可诊断多发单神经炎。此外，患者心肌受累、室壁运动普遍减弱，也进一步提示系统性病变，与 RA 血管炎有关。

RA 血管炎虽不多见，发生率仅 1%～5%，却是 RA 较为严重的并发症，5年病死率可达30%～50%。其病理基础是血管炎，造成缺血和组织损伤，几乎均发生于伴有关节外表现且血清学阳性的患者。皮肤和外周神经的受累最为常见，可达80%。皮肤受累可表面为紫癜、结节、溃疡、肢端坏死以及网状青斑。外周神经受累可表现为远端多神经炎或多发性单神经炎。皮肤和受累神经的活检阳性率较高，病理如见单核细胞和中性粒细胞浸润小－中等血管的血管壁，血管壁坏死或内外弹力层破坏，均具有特征性。而血管造影往往对诊断帮助不大。这两个器官受累时易于确立RA血管炎的诊断。RA血管炎应注意与动脉硬化性血管病鉴别。由于激素的应用和慢性炎症，动脉硬化在RA中的发病率也有上升，RA血管炎可模拟动脉硬化性血管病，如持续组织缺血，但缺乏系统性炎症活动证据，必要时可通过活检帮助鉴别诊断。RA血管炎仅有皮肤受累者多预后良好，而内脏如心脏、肠道、肾脏等受累可引起心肌梗死、肠缺血和肾功能不全，虽少见，但因不易诊断而使预后更差。本例患者有心脏和神经系统内脏受累，提示预后不良。

　　有研究认为RA血管炎的发生有其基因背景，如HLA-DRB1共享表位中的一些特殊基因型：＊0401/＊0401，＊0401/＊0404和＊0101/＊0401。除此之外，吸烟、男性、病程长和发病年龄大、RF和抗CCP抗体阳性均为RA血管炎发生的危险因素。本例患者具有较多危险因素：中年男性、吸烟史、RF和抗CCP阳性、病程长且未经正规治疗，可能均是其发生血管炎的原因。

　　本例患者检测发现低效价ANCA阳性，是否可能是RA合并ANCA相关性血管炎（AAV）呢？AAV如肉芽肿性多血管炎、显微镜下多血管炎、嗜酸性肉芽肿性多血管炎，均以肺肾为其最常累及的器官，多有MPO-ANCA或PR3-ANCA阳性。本例患者显然不能诊断AAV。其实已有研究表明48%的RA患者可出现非典型核周型ANCA，而针对MPO、PR3抗原的ANCA阴性。

RA 血管炎治疗的强度取决于脏器受累情况，重要脏器损伤者常需要大剂量激素和环磷酰胺治疗，生物制剂如抗肿瘤坏死因子抑制剂和美罗华的治疗也在探索中。本例患者经过两次大剂量激素冲击以及积极免疫抑制剂治疗，皮肤溃疡、肢端坏疽、心肌病变和神经系统损害都得到了一定程度改善，长期预后尚有待随诊。

（赵丽丹）

专 家 点 评

侯勇 医师：RA 血管炎虽不多见，却是 RA 严重的并发症，一般见于疾病活动者，需要积极及时的治疗。本文通过具体的病例，并结合主管医师经验及相关文献，详细介绍了 RA 血管炎的相关情况。因其病理是血管炎，故 RA 血管炎疾病早期经积极治疗后，绝大多数患者疾病会缓解。早治疗、积极治疗和抗凝治疗是关键。

第18例 眼红-腿痛-皮疹-耳郭红肿

病历摘要

患者男性，24岁。因"眼红、腿痛、皮疹2年，耳郭红肿8个月"于2010年3月18日入院。

患者2年前无诱因出现双眼红伴疼痛，视力轻度下降，外院诊断"巩膜炎"，予泼尼松30mg/d×3d并局部注射激素后好转，视力恢复。此后出现双侧腓肠肌疼痛，间歇性跛行，鼻背塌陷，双膝、踝、跖趾关节肿痛，右足痛性网状青斑，多趾末梢坏疽，以右足跗趾为重。外院查血红细胞沉降率（ESR）79mm/1h，肌酸激酶正常，血管彩超示右下肢腘动脉、胫前动脉、胫后动脉炎性改变。予泼尼松40mg/d，症状好转。泼尼松每月减量5mg，至20mg/d时症状复发。泼尼松加至30mg/d，并先后使用甲氨蝶呤、羟氯喹、沙利度胺、环磷酰胺，症状部分缓解，网状青斑减少，ESR正常。8个月前出现双侧耳郭红肿疼痛。2个月前泼尼松减为20mg/d时再次出现多关节肿痛、腓肠肌疼痛及网状青斑。病程中体重下降10kg。

既往史及个人史：无特殊。

体格检查：鞍鼻，双耳郭红肿、塌陷，双手掌指关节（MCP）、近端指间关节（PIP）、腕关节肿胀压痛，四肢可见网状青斑（图18-1），四肢肌肉压痛（+），以下肢腓肠肌为主，足趾远端可见瘢痕。

诊治经过：入院后查血常规：白细胞 $12.59 \times 10^9/L$，血红蛋白129g/L，血小板 $475 \times 10^9/L$，肝肾功能及肌酸激酶正常；尿常规：红细胞微量，异常形态100%。ESR 89mm/1h，C反应蛋白（CRP）84.7mg/L。IgG 20.7g/L，IgM 及 IgA 正常。自身抗体、抗核抗体谱、抗中性粒细胞胞浆抗体（－）。乙肝五项：HBsAb、HBcAb（＋），余（－）；HBV-DNA（－）。肌电图（－）。血管彩超：右胫前动脉中远端及左胫后动脉中远段管腔变细，流速减低。气道三维重建CT及胸部CT（－）。下肢CTA：右胫前动脉远端、腓动脉远端、胫后动脉远端、足背动脉未见显示；左腓动脉远端未见显示（图18-2）。住院期间左足第2趾远端小片坏死。予泼尼松60mg/d，环磷酰胺 0.8~1.0g，1次/周静点，甲氨蝶呤10mg，1次/周，同时予抗血小板、扩血管及镇痛治疗。患者耳郭红肿、四肢肌痛、关节肿痛好转，趾端坏死局限缩小，复查ESR 45mm/1h，CRP 50.8mg/L。血管外科会诊认为病变以中小血管为主，远端无流出道，且病史长，手术处理可能性不大。病情稳定出院。

最终诊断：复发性多软骨炎（RP），结节性多动脉炎（PAN）

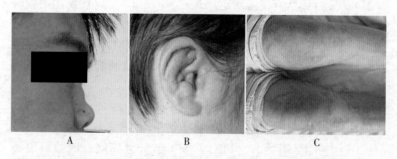

图18-1　患者男性，24岁，查体发现鞍鼻（A）、耳郭红肿塌陷（B）、下肢网状青斑（C）

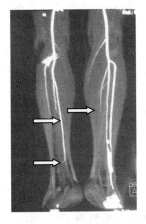

图 18-2 下肢 CTA：右胫前动脉远端、腓动脉远
端、胫后动脉远端、足背动脉未见显示，
左腓动脉远端未见显示（见箭头所示）

分析与讨论

患者有典型双侧耳郭软骨炎表现，也有鼻、眼、关节等其他多处软骨受累炎症表现，并可除外其他感染、肿瘤疾病，符合 RP 分类标准。结合患者以腓肠肌为主的四肢肌痛、体重下降、皮肤网状青斑和趾端缺血临床表现，血管彩超及 CTA 均提示中等动脉远端炎症和闭塞表现，炎性指标升高，考虑符合 PAN 分类诊断。故最终诊断为 RP 合并 PAN。

RP 是以反复发作的软骨炎症和进行性破坏为特征的系统性

疾病。大约30% RP 患者可合并其他风湿性疾病，如类风湿关节炎、系统性红斑狼疮、干燥综合征、系统性硬化症、系统性血管炎、原发性胆汁性肝硬化等，其中以系统性血管炎较常见，包括大动脉炎、肉芽肿性多血管炎、显微镜下多血管炎、白塞病等均有报道。RP 合并 PAN 罕见，文献报道有完整资料者共2例，本例为第3例。

分析3例 RP 合并 PAN 的特点：①男性2例，女性1例，平均年龄32岁，平均病程2年；②RP 临床表现大多在 PAN 后出现，故随诊 PAN 时应注意患者有无 RP 表现；③临床表现可具备两种疾病各自特点，耳软骨炎、鼻软骨炎、肌痛、关节痛、巩膜炎、镜下血尿是其主要表现；④RP 常在 PAN 病情活动期出现，同时可出现 ESR、C 反应蛋白、IgG、血小板升高等炎症指标；⑤RP 症状可能非常隐匿或轻微，病史采集和查体非常重要；⑥治疗应联合用药，激素对缓解急性发作、减少复发有效。

RP 合并系统性血管炎常预后不佳，其转归很大程度上取决于系统性血管炎的临床表现及器官受累程度。RP 合并系统性血管炎如能早期诊断、及时治疗，有可能取得良好疗效并改善患者预后，临床医师应提高对本病的认识。

（沈　敏）

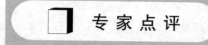

专 家 点 评

冷晓梅医师：本例为复发性多软骨炎合并结节性多动脉炎的病例，虽然我们知道 RP 易合并其他免疫系统疾病，但此二者合并确实非常罕见，国内尚属首次报道。读完体会有二：

1. 优秀的医师需要具备优秀的临床思维能力　面对患者纷

繁复杂的临床表现，如何理清思路，以清晰的临床思维使得患者所有的表现得以合理解释是一个优秀的风湿科医师需要培养的基本功。本例患者发病初期出现眼红、下肢疼痛和皮疹，很容易想到血管炎的可能，加之之后出现的趾端坏疽和间歇性跛行，PAN 的诊断即浮出水面。但患者此后出现的鼻梁塌陷和耳郭红肿却难以用 PAN 来解释。此时，医师能够想到少见病 PAN 又合并了另一个少见病 RP 就是非常关键的步骤了。结合查阅文献，国际上仅有两例个案报道，本例是国际报道的第三例、国内首例。

2. 一元论也许并非永远正确　我们在临床工作中常常强调要尽量用一元论来解释患者的所有临床表现，这是非常重要的，否则就可能发生"头痛医头、脚痛医脚"的局面。但具体问题具体分析，当无法用一元论来解释全貌的时候，一定要跳出原有的思路，或者说要仔细问病史、查体，看是否有第二种疾病存在。而不是想当然地认为血管炎是什么表现都可以发生，这样就会漏掉所合并的疾病。

第19例 发热－胸闷－腰髋痛

病历摘要

患者女性，23 岁。因"反复发热 7 个月，胸闷 3 个月，腰痛、髋痛 1 个月"于 2011 年 11 月 23 日入院。

患者 2011 年 4 月无诱因开始发热，体温最高 37.8℃，下午达峰，无畏寒、寒战，口服退热药体温可降至正常。伴咽痛、脱发、口干，偶有口腔溃疡。逐渐出现左锁骨上淋巴结增大。血常规：白细胞（WBC）3.74×10^9/L，血红蛋白（Hb）89g/L，血小板（PLT）正常；尿常规（－）；血红细胞沉降率（ESR）67mm/1h；血白蛋白（ALB）28g/L；抗核抗体（ANA）（＋）均质型 H 1:1280，抗双链 DNA 抗体（ds-DNA）（＋）1:320；抗 Sm 抗体（－）/28、29、13.5kD，抗 SSA 抗体（＋）1:64，抗 SSB 抗体（＋）1:64，抗 RNP（－）/73、32、17.5kD，抗 rRNP（－）/38、16.5、15kD；抗心磷脂抗体（ACL）（＋）70U/ml，抗 β_2-GP1（＋）34RU/ml；IgG 41.60g/L；补体降低；Coombs 试验（＋）。诊断"系统性红斑狼疮（SLE）"。8 月起予泼尼松 50mg qd、环磷酰胺（CTX）100mg qod、羟氯喹 0.2g qd，体温一度降至正常，之后再次发热，体温最高 39.5℃，伴胸闷，偶咳嗽、咳痰，手足掌面红斑，阵发性腹痛，无恶心、呕吐、腹泻。复查血 WBC 及 PLT 正常，Hb 75g/L；网织红细胞 1.4%；血清乳酸脱氢酶（LDH）307U/L，总胆红素、直接胆红素、间接胆红素均正常，尿胆红素阴性；ESR 109mm/1h；血清铁（SI）20.8μg/dl，总铁蛋白结合力（TIBC）185μg/dl，转铁蛋白饱和度（TS）11.24%，铁蛋白（SF）310ng/ml；TB-SPOT（-）；骨髓涂片：增生明显活跃，红细胞大小不等，易见大红细胞及嗜多色细胞；B超：左侧大量胸腔积液；胸腔积液：外观黄色混浊，比重1.032，WBC 775×10⁶/L，多核98%，黎氏试验阳性，总蛋白50g/L，ALB 15g/L，腺苷脱氨酶（ADA）46.3U/L，乳酸脱氢酶（LD）1126U/L，葡萄糖（Glu）3.8mmol/L，氯化物（Cl）108mmol/L，病原学（-）。考虑"活动性溶血性贫血不除外"，9月2日起予甲泼尼龙1g qd×3d冲击治疗，此后泼尼松规律减量，并予CTX 0.4g qw静脉注射及来氟米特20mg qd。因颈部淋巴结未见明显缩小，且仍有间断发热，体温最高38.5℃，9月15日行左侧锁骨上淋巴结活检术，切开后见脓性分泌物，抗酸染色（-），细菌培养：肺炎克雷伯杆菌，超广谱β内酰胺酶（ESBL）（-）。同时查血培养阴性。加用莫西沙星0.4g静点，每日一次，共2周，患者体温降至正常。淋巴结病理：少许横纹肌纤维脂肪组织，血管充血伴炎细胞浸润；囊壁横纹肌纤维脂肪组织，可见较多中性粒细胞浸润。活检处切口迁延不愈，经充分引流后形成瘢痕愈合。患者出院后激素规律减量，继续口服CTX 0.1g，隔日一次，来氟米特20mg qd。2011年10月14日患者受凉后再次发热，体温最高39℃，抗感染（具体不详）3天后症状消失，但间断出现左髋关节痛，左下肢近端肌力减弱，左下腹疼痛，下腰痛，自主排便困难。

体格检查：生命体征平稳，结膜苍白，浅表淋巴结未及增大，心肺（-），左下腹轻度压痛，左肾区叩痛（+），T_1~T_9、L_1~L_5压痛，左4字试验可疑（+），左下肢近端肌力Ⅳ级。

诊治经过：患者入院后仍发热，T 39.6℃，伴畏寒。经验性加用左氧氟沙星 0.5g qd 静脉输液抗感染治疗，体温第 3 日降至正常。血培养（7 小时）回报 G^- 杆菌，鉴定为肺炎克雷伯杆菌。继续左氧氟沙星抗感染治疗，2 周后复查血培养（－），停用左氧氟沙星。辅助检查：血常规 WBC $10.09 \times 10^9/L$，N 93.3%，Hb 77g/L，PLT $205 \times 10^9/L$，网织红细胞 1.1%；尿常规：潜血 200cells/μl，尿沉渣：红细胞约 $13 \times 10^8/L$，异型红细胞 95%，24 小时尿蛋白（－）；肝肾功能大致正常，ALB 29g/L；ESR 90mm/1h；超敏 C 反应蛋白（hs-CRP）169.07mg/L；补体、Ig 正常；肌酶谱、淀粉酶和脂肪酶正常；巨细胞病毒（CMV）pp65 和 CMV-DNA 均（－）；ANA（＋）斑点核仁型（SN）1:160，抗 ds-DNA（－）；胸部 X 线、心脏超声（－）；B 超：左肾集合系统分离，左输尿管上段扩张，左肾下方脊柱旁混合回声、性质待定；左脊柱旁混合回声（未见分隔，可见包膜），范围 13.5cm×7.8cm×7.4cm，内点状强回声似可浮动；腹 CT：新见腹膜后偏左侧巨大囊实性占位（图 19-1）；髋关节 MRI：双侧股骨头不规则线样长 T1、长 T2 信号影，考虑股骨头无菌坏死。介入科会诊：腹膜后脓肿为结核冷脓肿可能性大，可行经皮置管引流。感染科会诊：抗结核治疗 2 周后再行腹膜后脓肿穿刺。

予四联抗结核治疗（异烟肼 0.3g qd，利福平 0.45g qd，乙胺丁醇 0.75g qd，吡嗪酰胺 0.5g tid），18 天后行腹膜后肿物穿刺置管术，过程顺利，可见黄色脓性分泌物引出，引流通畅，共引流 260ml 液体。穿刺液为黄色浑浊黏液丝，显微镜下见到白细胞满视野，红细胞 3～5/HP，单核 10%，多核 90%；穿刺液生化：Glu 0.3mmol/L，Cl^- 106mmol/L，TP 23g/L，ALB 13g/L，ADA 302U/L，LD 9121U/L；穿刺液涂片偶见革兰阴性杆菌，未见菌丝及孢子，抗酸染色（－）；穿刺液细菌培养提示肺炎克雷伯菌。故停用抗结核药，继续左氧氟沙星抗感染治疗 8 周。激素规律减量，来氟米特 10mg qd、羟氯喹 0.2g bid。

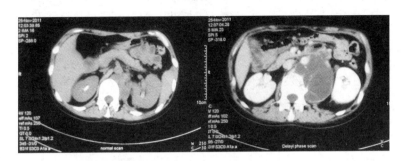

图 19-1　患者入院后腹部增强 CT：新见腹膜后偏左侧巨大囊实性占位，病变累及邻近腰椎见约腰 2、腰 3 椎体内低密度改变、边缘模糊，与左侧腰大肌分界不清，左肾及肾门结构受压，伴左侧肾盂扩张积水及肾实质强化减弱改变，腹主动脉及左肾静脉明显受压前移，病变部分侵入下腔静脉及腹主动脉间后方，病变强化不均匀，囊性成分未见明显强化，实性成分强化较明显

　　随诊：患者未再发热，腰腹疼痛、左髋痛症状消失，随诊至 3 个月时复查血常规各项正常，血白蛋白恢复正常，评估 SLE 病情稳定。

　　最终诊断：系统性红斑狼疮，肺炎克雷伯菌血流感染。

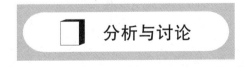

分析与讨论

　　此例患者的病程可分为两个阶段：第一阶段，反复发热、WBC 减少、贫血及血白蛋白减少，可能与 SLE 原发病相关，另

一方面需要警惕存在潜在的感染，因患者在积极应用大剂量激素和环磷酰胺治疗 2 周后，再次出现发热和快速增长的胸腔积液（进行性增大的锁骨上淋巴结可能与淋巴管引流感染性胸腔积液有关），并持续存在贫血和低白蛋白血症，与 SLE 其他系统病情稳定的表现不符。

　　患者病程的第二个阶段，再次出现发热，伴腹膜后巨大脓肿，经敏感抗生素治疗后体温正常，脓肿引流后未再复发。结合患者前后两个阶段的病情及检查结果：渗出性的胸腔积液中有大量中性粒细胞，左锁骨上淋巴结切开见脓液、培养为肺炎克雷伯杆菌；再次出现发热、腰部脓肿时脓液培养及血培养均为肺炎克雷伯杆菌，考虑患者体内存在长期潜在的感染。第一次住院时，由于充分引流胸腔积液，并予敏感抗生素治疗 2 周余，患者体温一度正常，但潜在的感染并未根除。第二次住院时，发现患者出现腹膜后大脓肿，穿刺引流为脓性分泌物，培养提示同样为肺炎克雷伯杆菌，而且与血培养以及第一次住院时淋巴结内脓液培养出的肺炎克雷伯杆菌药敏检查结果基本一致，提示可能为相同病原体引起的反复感染。感染可能是从胸腔经淋巴管引流至左锁骨上淋巴结、腹膜后，由于长期使用激素和免疫抑制剂治疗，最后播散至全身。经过规范、足疗程、敏感抗生素的治疗，患者彻底清除了体内的感染灶，临床评估 SLE 病情稳定，贫血及低白蛋白血症也得到了纠正。所以考虑患者在第一次住院期间持续的中度贫血的病因不仅为 SLE 所致，也有慢性感染的因素。

　　从此例患者的病情变化可以看出，长期接受激素和免疫抑制剂治疗的患者，需特别警惕除外潜在感染的风险，若有明确的感染，应积极、规范、足疗程的给予抗生素治疗，否则可能会出现感染逐渐加重、最终形成血流感染的临床表现。由于患者应用激素治疗，可能会部分掩盖常见病原体感染的症状，所以在大剂量激素治疗过程中，特别是给予激素冲击治疗的前后，要对患者的病情进行细致评估，若存在感染病灶，要及时治疗、清除。

原则上，在结缔组织病的临床治疗中，仅当出现危及生命的情况或预计将出现不可逆的脏器损伤时，才考虑给予患者大剂量激素冲击治疗。若单纯以大剂量激素冲击治疗作为病情活动时的"加强"治疗，可能应用范围过于宽泛，会增加出现严重感染的发生率。特别是在治疗伴有发热症状的患者时，需要反复评估患者是由于病情活动、还是感染引起的发热，是否给予大剂量激素治疗需要特别慎重。

（李 菁）

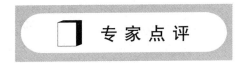

专家点评

尤欣医师：发热是系统性红斑狼疮（SLE）患者常见的临床表现之一。但是，对于SLE诊断明确、经过正规激素和免疫抑制剂治疗后仍有发热，且提示SLE活动的免疫学指标，如抗ds-DNA抗体、补体均已恢复正常的情况下，应高度警惕发热的另一常见原因——感染。结合本例，除不明原因发热外，还有单侧大量渗出性胸腔积液、同侧淋巴结增大伴脓性分泌物，在决定激素冲击前应仔细排查感染。

第20例 出血倾向－腹痛－血管杂音－下肢疼痛

病历摘要

患者女性，39岁。因"反复皮肤黏膜出血3年"入院。

患者3年前开始反复出现皮肤、牙龈出血，月经量多，伴光过敏，无蝶形红斑、口腔溃疡、关节肿痛、口眼干、雷诺现象。查血小板（PLT）12×10^9/L，血红蛋白（Hb）明显降低，骨髓涂片及活检正常，肝脾超声正常。诊断"特发性血小板减少性紫癜"，予激素治疗1个月（具体不详），复查 PLT 30×10^9/L，Hb 正常。出院后口服泼尼松 40mg qd，每两周减 2.5mg，至 10mg qd 维持，复查 PLT $(9 \sim 50) \times 10^9$/L。

入院查体： T 36.7℃，P 103 次/分，BP 130/70mmHg，四肢受压部位可见淤斑，心、肺、腹查体未见异常，足背动脉搏动正常。

辅助检查： 血常规：白细胞（WBC）5.01×10^9/L，Hb 50 g/L，PLT 13×10^9/L；肝肾功能正常；尿常规＋沉渣（－），24 小时尿蛋白定量＜0.2g；补体 C3 0.57g/L（0.6～1.5g/L），C4 0.05g/L（0.12～0.36g/L）；血红细胞沉降率（ESR）35mm/1h；抗核抗体（ANA）（＋）均质型（H）1:160，抗可提取性核抗原抗体（ENA）：抗 SSA 抗体（＋）1:4；抗心磷脂抗体（ACL）、抗 β_2-GP1、狼疮抗凝物（LA）（－）；抗中性粒细胞胞浆抗体（ANCA）（－）；Coombs 试验（－）。骨髓涂片：增生活

跃，粒红比例升高，涂片中巨核细胞 12 个，其中巨幼 1 个，颗粒巨 7 个，裸巨 2 个；口腔及眼科检查不支持口眼干燥症；唇腺病理：小叶结构清晰，部分腺泡轻度萎缩，部分小导管轻度扩张，腺泡间可见少许散在淋巴细胞浸润；B 超：肝胆胰脾及双肾未见异常；心脏超声：肺动脉压轻度升高（PASP 40mmHg）。

诊治经过：考虑患者青年女性，有光过敏、血小板减低伴贫血、ANA 及抗 SSA 抗体阳性，补体减低，诊断系统性红斑狼疮（SLE）明确，合并免疫性血小板减少性紫癜（ITP）。遂予美卓乐 48mg qd + 环孢素 A 100mg bid + 达那唑治疗，2 周后复查 PLT 228×10^9/L。但患者突发剧烈胸痛、脐周疼痛，查 BP 170/85mmHg，腹部新出现Ⅱ~Ⅲ级血管杂音，左颈部可闻及Ⅱ~Ⅲ级血管杂音，右颈部可触及震颤，左侧桡动脉搏动减弱，双下肢足背动脉搏动对称良好。急查心电图、心肌酶、淀粉酶、腹部 B 超均正常；CTA：腹主动脉近段局限性中度狭窄；双肾动脉近段轻度扩张；左髂外动脉近段管壁增厚、管腔中度狭窄（图 20-1）；左侧锁骨下动脉起始段管壁增厚，管腔重度狭窄，左侧椎动脉起始处以远段轻度狭窄（图 20-2）。监测双上肢 BP：右（130~140）/80mmHg，左（100~110）/70mmHg。继续原治疗方案，患者症状逐渐消失。患者此后又出

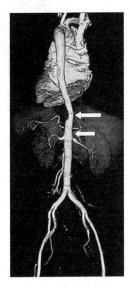

图 20-1 腹主动脉近段局限性中度狭窄；双肾动脉近段轻度扩张；左髂外动脉近段管壁增厚、管腔中度狭窄

现两次夜间双下肢剧烈疼痛，局部皮温、皮色正常，无关节肿胀红热，双下肢动脉搏动良好，应用 NSAIDs 无效，需间断用吗啡镇痛，行双膝 X 线、MRI、骨显像均阴性，不支持骨梗死。予停用环孢素 A，双下肢疼痛症状逐渐消失，但再次出现血小板下降，小剂量起始逐渐恢复环孢素 A。患者病情稳定出院。

随诊：2 个月后患者腹部及颈部血管杂音减弱近消失，双上肢动脉收缩压差缩小至 10 ~ 20mmHg，监测 PLT 计数波动于正常范围。

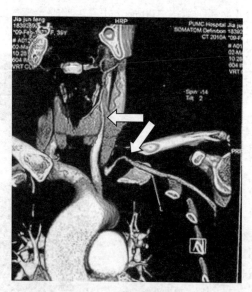

图 20-2 左侧锁骨下动脉起始段管壁增厚，
　　　　管腔重度狭窄，左侧椎动脉起始
　　　　处以远段轻度狭窄

最终诊断：系统性红斑狼疮（SLE）（免疫性血小板减少性紫癜，大动脉受累）。

分析与讨论

SLE 是一种以血清出现多种自身抗体（主要是 ANA）和多系统受累为特征的自身免疫性疾病，目前病因尚未完全明确。本例患者青年女性，为 SLE 好发人群，以光过敏及血液系统受累为主要表现，化验结果示 ANA 及抗 SSA 抗体阳性、补体下降，根据 2009 年美国风湿协会（ACR）修订 SLE 诊断标准可诊断为 SLE。

该患者在治疗过程中出现腹痛和新发腹部、颈部多处血管杂音，动脉 CTA 提示主动脉及其分支的管壁增厚及管腔狭窄，符合大动脉炎的病变特点，那么患者是否同时发生了大动脉炎呢？血管炎被认为是 SLE 的基本病变之一，关于 SLE 患者出现血管炎的发生机制，目前认为是由于自身抗体或免疫复合物介导的炎症反应引起内皮细胞损伤，从而导致血管壁炎症、坏死。多见于抗 SSA、抗 ds-DNA、抗 Sm、抗 RNP、抗 HLA、抗 DR3 抗体阳性，以及 RF 阳性、或伴单克隆 IgM 蛋白所致冷球蛋白血症和低补体血症的 SLE 患者。据报道，46%～80% SLE 患者存在抗内皮细胞抗体，该抗体可与血管内皮细胞内的抗原结合，如热休克蛋白 60、SSA 和 SSB 等核抗原。据统计，约 50% SLE 患者出现血管炎表现，但多表现为小血管炎，如淤斑、紫癜、荨麻疹、指端坏疽、甲周红斑、网状青斑及雷诺现象等，部分狼疮脑病、周围神经病变、缺血性肠病等也都有血管炎机制的参与。SLE 是否可累及大血管仍存在争议。目前已报道 26 例 SLE 患者中存在大动脉狭窄，其中国外 22 例，国内 4 例，提示 SLE 可能累及包括主动脉在内的大血管。26 例患者均为青年女性，年龄在 21～43 岁，均为 SLE 好发人群。其中 22 例满足 1997 年 ACR 关于 SLE 的分类标准，10 例暂不足 4 条。5 例 ANA 阴性，其余均为 ANA 阳性。所有病例均出现相应动脉狭窄的症状和体征，且经动脉造影明确存在大动脉狭窄。13 例动脉狭窄早于 SLE 相关症状出现，平均 1 年左右，另外 13 例均出现于 SLE 早期或者活动期，动脉狭窄可随着 SLE 病情控制而得到相应的缓解。这些特点均提示大动脉病变可能为 SLE 系统受累的一部分。

本患者经影像学检查证实存在腹主动脉近段、左髂外动脉、左锁骨下动脉及左椎动脉起始段动脉管壁增厚、管腔狭窄等大动脉炎样病变。经治疗 SLE 原发病后，相应动脉狭窄部位的血管杂音减弱或消失，双侧动脉血压差缩小，提示大动脉狭窄也得到一定程度改善。因此考虑本例患者最终诊断为 SLE 大动脉受累。

此外，患者在治疗过程中出现突发下肢剧烈疼痛，经除外其他原因，考虑与环孢素 A 的药物副作用有关。环孢素 A 是一种钙调磷酸酶抑制剂，通过抑制 IL-2 的产生，进而抑制淋巴细胞增殖而发挥免疫抑制作用，而这种钙调磷酸酶抑制剂可能导致躯体疼痛症状，被称为钙调磷酸酶抑制剂诱导的疼痛综合征（calcineurin inhibitor induced pain syndrome，CIPS）。除环孢素 A 外，与其作用机制类似的他克莫司也可发生 CIPS。CIPS 的特点为：下肢深部疼痛，夜间平卧时加重，可持续数小时，NSAIDs 和弱阿片类药物无效，停药及应用钙离子拮抗剂有效，影像学多无阳性发现，或可出现骨髓水肿。CIPS 与高环孢素血药浓度相关，75% 可合并环孢素其他副作用。CIPS 发生机制可能与骨内血管收缩、骨内压增高而灌注减少有关。结合本例患者临床特点，考虑符合 CIPS。提示临床医师对于正在应用环孢素 A 的患者，除关注血压、血糖、电解质、肾功能等之外，当患者发生急性下肢疼痛时应考虑到 CIPS 的可能，应给予合理处理，包括及时停药、监测环孢素血药浓度、应用钙离子拮抗剂等。

（张　麟　赵丽丹）

专家点评

曾小峰 医师：从这例病例中我们需关注以下两个问题：

1. SLE 是否能导致大动脉受累？目前尚无定论，但从 SLE 的发病机制及病理看 SLE 引起大动脉受累是可能的。1995 年本人在中华内科杂志报道了一例系统性红斑狼疮伴多发性大动脉炎 ［中华内科杂志 1995，34（2）：1417］ 就提出 SLE 导致大动脉受累是可能的，且其受累部位及疗效与大动脉炎似有不同：①受累部位常在主动脉及其分支，但部位均不在主动脉弓及其分叉处；②常随着狼疮治疗的有效而有效。

2. 临床要注意 CIPS，尤其是在应用环孢素 A 及他克莫司者。

第21例 面部红斑 – 急性肾功能不全 – 皮肤水疱 – 癫痫

病历摘要

　　患者女性，23 岁。因"面部红斑 2 年，水肿半年，皮肤水疱 1 个月"于 2011 年 4 月收入院。

　　患者 2008 年 6 月出现面部红斑、口腔溃疡、高热，伴脱发、双手关节疼痛、雷诺现象。当地医院查：血常规：白细胞（WBC）0.67×10^9/L，血红蛋白（Hb）100g/L，血小板（PLT）正常；尿常规正常，抗双链 DNA（ds-DNA）、抗 SSA、抗 SSB 抗体（+），补体下降。诊断"系统性红斑狼疮（SLE）"，予甲泼尼龙 80mg/d 静点，10 天后症状缓解，改为泼尼松 60mg/d 及环孢素 A 150mg/d 治疗。激素规律减量至 15mg qod 时症状反复，此后间断调整激素剂量至 20 ~ 40mg qd，不规律应用环磷酰胺（CTX）静脉输液，曾数次肺部感染或皮肤疖肿。监测补体持续偏低，WBC 减少，2010 年 3 月曾查血肌酐（Cr）62μmol/L。半年前（2010 年 10 月）渐出现下肢水肿，尿中泡沫增多，进行性加重，无明显活动后气短、平卧位呼吸困难。1 个月前出现胸背和四肢散在大小不等薄壁水疱，部分自行破溃渗液并结痂，全身散在皮肤淤斑，伴鼻出血、耳鸣、咳嗽、咳少量黄痰，查血压正常，近 1 个月监测血常规：WBC 6.4→2.86×10^9/L，Hb 76→47g/L，PLT 27→43×10^9/L；尿常规：蛋白（PRO）>3g/L，潜血 200/U，异型红细胞 80%，可见透明管型；24 小时尿蛋白

10.39g；血生化：白蛋白（ALB）22 → 28g/L，Cr 137.5 → 351μmol/L，尿素氮（BUN）13.75 → 41.08mmol/L，钾（K）5.9→6.4mmol/L；补体 C3 0.19g/L（↓），C4 0.059g/L（↓）。予甲泼尼龙 40mg qd，半个月后加量至 80mg/d，病情无改善。1周前出现发热，体温高峰38.9℃。

入院后查：抗核抗体（ANA）（+）均质斑点型（HS）1:320，抗 ds-DNA 抗体（-）/161U/ml（ELISA），抗可提取性核抗原抗体（ENA）：双扩散法：抗 Sm 抗体（+）原倍，抗 SSA 抗体（+）1:4，印迹法：抗 Sm 抗体 28/29/13.5kD，抗 RNP 73/32/17.5kD；Coombs 试验（-）；抗基底膜抗体（-）；冷球蛋白（-）；外周血涂片：未见破碎红细胞；表皮细胞核普遍荧光沉积1:320（主要可见于 SLE），天疱疮抗体（-）；B超：双肾大小正常；胸部 HRCT：右侧胸腔积液、胸膜增厚，左下肺索条斑片影。考虑 SLE，狼疮性肾炎（LN），急性肾功能不全。于 2011 年 4 月15 日开始甲泼尼龙 1g/d×3d 冲击治疗，继之甲泼尼龙 80mg/d 静点，并予 CTX 0.4g，每周一次，静脉输液。患者偶有中度发热，水疱吸收结痂，PLT 恢复正常，血 Cr 降至 238μmol/L，尿量1500ml/d 左右，血压波动于（120~150）/（70~90）mmHg。

治疗 3 周后行肾穿刺检查，肾活检病理：新月体肾炎合并血栓性微血管病（TMA），LN，Ⅳ型-G（A/C）（图 21-1）。加用卡托普利，并于 2011 年 5 月 18 日予第二次甲泼尼龙冲击治疗（1g/d×3d），继续 CTX 0.4g，每周一次，静脉输液。2011 年 5 月 20 日患者突发一过性意识丧失，坠床，头部着地，局部皮肤破损伴血肿形成，血压 155/117mmHg，心率 86 次/分，指氧饱和度99%，R 19 次/分，双侧瞳孔等大，病理征（-）。1 分钟后患者神志恢复，对答切题，30 分钟后突发癫痫大发作，予地西泮、力月西、苯巴比妥镇静及甘露醇降颅压治疗，发作停止后意识可短暂恢复，之后反复癫痫发作、持续昏迷、躁动。复查血常规：WBC $4.22 \times 10^9/L$，Hb 116g/L，PLT $308 \times 10^9/L$；血 Cr 307μmol/L；外周血涂片：可见少许破碎红细胞（图21-2）；头颅 CT：未见明确出血灶及梗死灶；腰穿脑脊液压力、常规、生化均正常。考虑 SLE 合并血栓性血小板减少性紫癜（TTP），拟血浆置换治疗。患者家属因经济原因无法行血浆置换，自动出院。

最终诊断：系统性红斑狼疮（SLE），狼疮性肾炎，Ⅳ型-G（A/C），急性肾功能不全，血栓性血小板减少性紫癜。

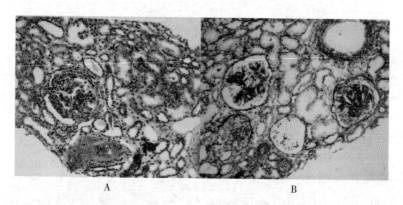

图 21-1　患者肾穿组织病理：新月体肾炎合并血栓性微血管病（TMA），狼疮肾病Ⅳ型-G（A/C）。A：HE 染色；B：PASM

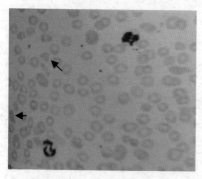

图 21-2　患者外周血涂片：可见盔甲红细胞和破碎红细胞

分析与讨论

　　患者青年女性，病史 2 年，多系统受累：①皮肤黏膜：面部红斑、手足红斑、口腔溃疡、脱发、皮肤水疱；②血液系统：血三系减低；③浆膜炎：腹腔积液、胸腔积液；④关节痛；⑤肾脏：大量蛋白尿、肾小球源性镜下血尿，急进性肾功能衰竭，肾穿病理提示新月体肾炎和 TMA，免疫荧光呈"满堂亮"；⑥中枢神经系统：癫痫。并检测到多种自身抗体：ANA、抗 Sm、抗 ds-DNA、抗 SSA、抗 RNP 抗体，并且补体减低。按照 ACR 2009 年 SLE 分类标准，SLE 诊断明确。患者初期以皮肤黏膜受累、关节症状、浆膜炎为主，由于血液系统受累表现突出，因而免疫抑制剂选择 CsA 较为合理，但由于病程中出现反复感染（肺部、皮肤），免疫抑制剂的规范应用受到限制，因此导致患者症状反复、补体持续偏低，病情控制并不理想。

　　SLE 的皮肤受累表现多种多样，最为经典的当然是面颊部的蝶形红斑，而本例患者出现的天疱疮样大疱皮疹临床上并不多见，但事实上，SLE 作为最经典的自身免疫性疾病原型，血液中可出现多种多样的自身抗体，包括抗表皮细胞及细胞间连接成分的抗体，从而引起天疱疮样皮疹，本例患者虽然天疱疮抗体（检测桥粒蛋白）阴性，但表皮细胞核普遍免疫荧光沉积，可解释本例患者为何会出现大疱样皮疹，应该说皮肤的表现是 SLE 全身损害的一部分，反映了病情的活动性。

　　患者本次入院时肾脏受累最为突出，表现为大量蛋白尿、镜下血尿、快速进展的肾功能不全伴血压增高，提示为 LN Ⅳ型新月体肾炎、急进性肾小球肾炎（rapid progressing glomerulonephritis, RPGN）可能性大，符合激素冲击治疗指征。之后所行肾穿病理也证实了诊断，并发现广泛细胞新月体形成，提示原发病病情重度活动，而经过第一次激素冲击治疗，患者肾功能虽有一定程度恢复，但并未正常，因此给予第二次激素冲击治疗。

本例患者在治疗过程中出现血压偏高、发热、血小板减少、急性肾功能不全，之后又出现癫痫，因此临床考虑有合并 TTP/TMA（thrombotic thrombocytopenic purpura/thrombotic microangiopathy）的可能性。经反复行外周血涂片，本例患者最终发现破碎红细胞，并且肾穿病理提示 TMA，因此最终诊断 SLE 合并 TTP 明确。TTP 可见于多种病因，如感染、妊娠（HELLP 综合征，即溶血、肝酶活性升高、血小板减少综合征）、自身免疫病、药物等。TTP 的发生机制为微血管血栓形成，机械损伤可导致微血管病性溶血性贫血，而血栓消耗可导致 PLT 的减少，RAS（即肾素－血管紧张素系统）的激活可导致较难控制的高血压。近年的研究发现 ADAMTS13 的缺陷或其抑制性自身抗体的存在参与 TTP 的发病机制。ADAMTS13 是一种主要由肝脏产生的蛋白酶，可剪切 vWF（von Willebrand factor）多聚体，而后者是血小板血栓形成的重要环节，而正常值 5% 的 ADAMTS13 就足以防止微血栓的形成，ADAMTS13 活性减低也是 TTP 区别于其他微血管病的要点。TTP 经典表现为五联征：发热、血小板减少、微血管病性溶血性贫血、神经系统表现、肾脏损害。外周血涂片见到破碎红细胞是其较为特异的表现。TTP 病死率高，激素冲击效果欠佳，血浆置换被认为是唯一有效的措施。近年来也有报道应用美罗华有效的个例，而文献报道难治性病例也可辅助长春新碱治疗。TMA 可认为是 TTP 在肾脏的表现，同样对激素反应不佳，血管紧张素转换酶抑制剂/血管紧张素受体阻滞剂可改善肾功能损害和高血压，而尽管缺乏循证医学证据，多数学者认为应给予抗凝治疗。本例患者因肾穿后局部小血肿，暂未抗凝。非常遗憾的是，患者家属因经济原因放弃血浆置换以及进一步治疗，最终预后不佳。

本例患者出现癫痫发作还应注意与狼疮脑病鉴别。因患者头颅影像学和脑脊液的检查均未发现异常，不符合常见狼疮脑病表现。而TTP所致神经系统损害在头颅影像学上却很少有异常发现，因此考虑本例患者癫痫为TTP所致。

通过本例患者诊治，提示临床医师在治疗SLE合并急性肾功能不全患者过程中，如果经过积极激素冲击治疗而肾功能仍恢复不佳时，应高度警惕TTP/TMA，需积极完善肾穿，并多次查找血涂片，如有条件可检测ADAMTS13的活性，以尽早明确诊断、开始血浆置换治疗，以降低病死率。

（赵丽丹）

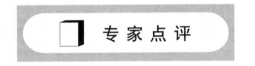

曾学军医师：本例患者诊断SLE明确。因为"治疗不满意、病情反复、加重"来到我院。一位年仅23岁、病程2年余的明确诊断SLE的患者终因不治放弃生命，实在令人扼腕。虽然最终不能回避的是血浆置换的巨额费用让患者和家人却步，但认真回顾该例患者的诊疗过程，特别是疾病的发展过程，会让我们从中学习很多，各种小小的细节也许会给我们更多的提醒，让我们更早地发现病情变化，及时给以积极治疗。

1. 重视坏死结痂性皮疹对病情活动性和严重性的提示意义。本例SLE患者的皮肤损害十分明显，特别是在患者出现下肢水肿的同时，患者的皮疹也从前期的面部红斑发展到全身的大疱样皮疹，破溃结痂。临床经验告诉我们，这样的皮疹往往反映 SLE 患者的血管炎病变严重，该患者的皮肤活检病理也证实这一点。这类患者往往伴有或随后出现严重的肾脏损害，较易合并肾功能改变，肾脏病理上常常表现为 TMA。因此，在这类患者的诊治过程中应该特别关注血 Cr 的变化。及时、积极的大剂量激素治疗亦有可能阻断病情进展。

2. 对于合并肾功能改变的患者要警惕 TMA 的可能性　该患者后续的临床进展再一次验证了对病情程度的经验性判断。读者可以从该患者的病情变化中看到 TTP 的典型临床过程。尽管文献报道 TTP 的治疗需要血浆置换清除患者体内的细胞因子，但如果能够早期发现蛛丝马迹并积极阻断细胞因子瀑布的发生，或有可能控制疾病的进展。事实上，该患者在来我院前病情加重的一个月的早期，血 Cr 为 137μmol/L（而此前的血 Cr 为 62μmol/L），同时血 K 5.4mmol/L，虽然此时血压正常，但此时除蛋白尿以外的肾功能变化似乎并未得到足够重视，这时的肾功能变化原因可能有：药物（CsA）、蛋白尿合并低蛋白血症导致肾灌注不足、肾内微血管病变等。如果能够及时进行鉴别诊断并给予相应的处理，有可能阻断病情进展。但患者经历了监测各项指标变化的一个月，来到我院时肾功能呈现出明显恶化。这其中可能有患者和家属求治的辗转，但如果医生能够更多地提高对这种潜在风险的认识，对改善患者预后大有益处。

3. TTP 的早期识别和治疗对于预后十分重要　该患者不可谓对激素治疗效果不好，来院后经过积极地治疗，患者的血象恢复正常，血 Cr 也一度改善。如果能够将相应的治疗窗口前移一个月，该患者的临床过程可能不会像现在的报告这样经典，但患者的病情却有可能得到改善。

希望读者通过这个患者的诊治过程体会到病情细节变化的捕捉和治疗时机把握对患者预后的决定意义。

第22例 发热－腹胀－腹痛－肌酸激酶升高

病历摘要

患者女性，30岁。因"发热、关节痛7个月，腹胀、腹痛20天，停止排便4天"于2010年4月30日入院。

患者7个月前无诱因出现发热，体温最高39℃，伴双手掌指关节及近端指间关节肿痛，伴乏力，无肌痛、肌无力、憋气、尿量减少、水肿。外院查抗核抗体、抗双链DNA抗体（＋），肌酸激酶3000U/L；诊为"系统性红斑狼疮（SLE）、肌炎"，予激素（量不详）静脉注射20天后改为阿塞松40mg qd，并予来氟米特10mg qd，症状明显缓解。20天前阿塞松减为8mg qd时出现下腹胀痛，继之全腹胀痛，伴恶心、呕吐胃内容物，4天前停止排气排便，并再次发热，体温最高37.7℃。我院急诊予甲泼尼龙80mg qd静点及禁食水、补液、抗感染治疗后症状部分好转。

既往史： 无特殊。

体格检查： 血压130/70mmHg，心率110次/分，律齐，未闻杂音，双肺呼吸音清，未闻及干、湿性啰音，腹部稍膨隆，脐周轻压痛，肝脾触诊不满意，移动性浊音（±），肠鸣音减弱，1~2次/5分钟，双下肢不肿。

诊治经过： 血常规大致正常；24小时尿蛋白2.21g；血白蛋白32g/L；肌酸激酶17U/L；血红细胞沉降率6mm/1h；IgG

6.74g/L（7～17g/L），IgM 0.38g/L（0.6～2.5g/L）；补体下降，CH50 11.9U/ml，C3 0.26g/L，C4 0.02g/L；抗核抗体（+）斑点型（S）1：640，抗双链 DNA 抗体（-），抗可提取性核抗原抗体：抗 Sm、抗 SSA 抗体（+），余（-）；腹平片：肠道扩张积气；腹部增强 CT：小肠弥漫性肠壁水肿增厚伴近端小肠梗阻性扩张，输尿管扩张（图 22-1）；超声心动图：心肌病变，左心室收缩功能减低，射血分数 29%。予甲泼尼龙冲击治疗（1g/d×3d），之后改为琥珀酸氢化可的松 300mg qd 静脉点滴，并予环磷酰胺 0.4～0.6g qw 静点，同时予禁食水、抑酸、补液、胃肠减压治疗。患者体温正常，腹痛、腹胀逐渐缓解并恢复排气排便，由肠外营养过渡至肠内营养，并逐步恢复经口进食。复查补体、IgG 恢复正常，心脏彩超显示射血分数提升至37%，病情稳定出院随诊。

最终诊断：系统性红斑狼疮（SLE），肠系膜血管炎，输尿管平滑肌、心肌及横纹肌受累。

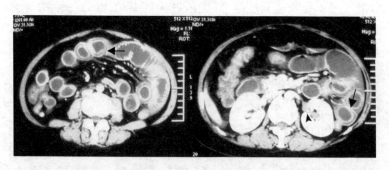

图 22-1 腹部增强 CT：小肠弥漫性肠壁水肿增厚伴近端小肠梗阻性扩张，输尿管扩张，腹腔积液。黑箭号所示为肠壁水肿增厚产生"靶形征"，黑箭头所示为扩张的输尿管

分析与讨论

SLE 是一种多系统受累的免疫病，其腹部表现并不罕见，但是报道较少，其原因可能与它缺乏特异性有关，许多 SLE 的腹部表现可能与治疗药物的副作用或者感染相关，而真正为 SLE 原发病所致消化道受累其实并不如 SLE 的其他脏器如肾脏受累多见。SLE 消化道受累的常见表现包括肠系膜血管炎、失蛋白肠病、假性肠梗阻、急性胰腺炎等。其中肠系膜血管炎是导致 SLE 急性腹痛的主要原因之一。其临床表现多样，可以是很轻微的腹痛，也可以是严重的致死性肠坏死，常常容易漏诊或者误诊。由于其临床和实验室检查的非特异性，凸现出影像学检查的重要性。CT 的进展使肠系膜血管炎诊断的敏感性和特异性提升了一大步。局灶性或弥漫性肠壁增厚、肠壁异常强化所产生的"靶形征"，以及肠系膜血管增多、密集所产生的"梳齿征"，是肠系膜血管炎的特征性表现。本例患者的 CT 检查即可发现典型的"靶形征"。狼疮肠系膜血管炎病情凶险、预后差，有报道病死率可高达 50%。早期诊断及积极治疗有利于改善预后。SLE 并发假性肠梗阻是一种相对罕见的 SLE 并发症，常伴有输尿管扩张或间质性膀胱炎，其发病机制尚不清楚，可能与平滑肌受累、肠道神经或自主神经受累、血管炎等有关。影像学常可发现扩张积液的肠袢伴肠壁增厚、多发液平。本例患者出现肠道症状时间短、病情重，兼有肠系膜血管炎与假性肠梗阻表现，影像学检查对于早期诊断起到了至关重要的作用，经过积极及时的激素和免疫抑制剂治疗，病情恢复良好。

有意思的是本例患者在病程中肌肉受累和心脏受累的临床

表现都不突出，但是客观检查却发现肌酸激酶显著升高、心肌病变及射血分数显著下降，提示横纹肌和心肌受累，治疗后上述指标均有改善。这种情况临床也并不多见。

总之，这是一例少见的 SLE 合并重度肠系膜血管炎，同时有肠道平滑肌、输尿管平滑肌、心肌及横纹肌受累，经过早期诊断和早期积极治疗病情好转。临床医师可从中总结经验，尤其是提高对狼疮肠系膜血管炎的认识，从而改善该病预后。

(唐博骞　沈　敏)

专 家 点 评

张烜医师：SLE 胃肠并发症并不少见，临床表现复杂多样，病人可以出现失蛋白肠病和假性肠梗阻，也可出现胰腺炎、腹膜炎和肝功能受累等。胃肠并发症有时可以是 SLE 首发症状，而此时患者 SEL 其他临床表现可能比较少，抗体检测也可能不典型，只有低效价 ANA 和抗 SSA 抗体。SLE 平滑肌受累患者除易出现肠梗阻外，往往有抗 SSA 抗体阳性和其他平滑肌受累表现如肾盂输尿管扩张，在此例患者还同时出现心肌受累。因此临床医师应该对此类 SLE 患者提高警惕，尤其是对于年轻女性合并雷诺现象、低补体血症和肾盂输尿管扩张患者，即使血中抗体水平不高或不典型，也应高度怀疑 SLE。及时正确的诊治可以显著改善此类患者的预后。

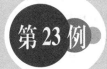

第23例　雷诺现象－咯血－高钙血症并异位钙化

病历摘要

　　患者女性，39岁。因"雷诺现象12年，腹痛、发热1周，意识障碍4天"于2011年6月收入院。

　　患者于1999年冬季遇冷后出现双手雷诺现象伴双膝关节痛，查抗核抗体（ANA）（＋）斑点型（S）1∶1280，抗RNP抗体（＋）1∶16，抗SSA抗体（＋）1∶64，诊为未分化型结缔组织病，予泼尼松、环磷酰胺治疗1年余，未补钙。2006年出现面部蝶形红斑伴脱发、光过敏。1周前无诱因出现持续性右上腹痛伴发热、呕吐，腹部CT示"胆囊泥沙样结石"，考虑"急性胆囊炎"，抗炎治疗后腹痛缓解，渐出现嗜睡、懒言、反应迟钝、咯血、喘憋。血常规示血红蛋白（Hb）进行性下降99→64g/L，血小板（PLT）103→29×10⁹/L；血肌酐144μmol/L，补体降低，IgG 29.60g/L，C反应蛋白（CRP）78mg/L，血红细胞沉降率（ESR）102mm/1h；ANA（＋）均质斑点型（HS）1∶320，抗双链DNA抗体（ds-DNA）355U/ml，抗SSA抗体（＋）1∶4，Coombs试验（＋），尿常规（－），腰穿脑脊液常规生化、头颅MRI正常；肺部CT示"双中下肺弥漫性高密度渗出影"，纤维支气管镜肺组织活检病理：肺泡内脱落的上皮细胞及泡沫细胞，Ⅱ型肺泡上皮细胞增生。

　　入院诊断为"系统性红斑狼疮（SLE），弥漫肺泡出血，神经精神狼疮？"。予甲泼尼龙冲击治疗（1g/d×3d），以及静脉丙种球蛋白。患者咯血、憋喘症状缓解，肺部 CT 示双肺渗出影吸收；血肌酐波动于 110～140μmol/L，但神志无改善。查动脉血钙 2.02mmol/L（1.15～1.35mmol/L），静脉血钙 3.27mmol/L（2.13～2.7mmol/L），血磷 1.63mmol/L（0.81～1.45mmol/L），24 小时尿钙 4.66mmol/L，24 小时尿磷 37.52mmol；甲状旁腺素（parathyroid hormone，PTH）3.0pg/ml（↓）（12～65pg/ml）；甲状旁腺素相关肽（parathyroid hormone-related protein，PTHrP）：1255pg/ml（同期测定的健康人 3～154pg/ml，血钙正常的 SLE 患者 40～894pg/ml）；^{99m}Tc-MIBI 甲状旁腺扫描未见异常；肿瘤相关筛查为阴性；血管紧张素转换酶和甲状腺功能正常；全身骨显像：双肺弥漫性摄取增高（图 23-1）；双能 X 线测定骨密度正常。考虑高钙血症所致代谢性脑病，遂予补液、呋塞米利尿、鲑鱼降钙素治疗，1 周后患者血钙降至正常，随之神志恢复正常，血肌酐降至正常（图 23-2）。继续予泼尼松 1mg/（kg·d）及环磷酰胺 0.4g 每周一次静脉输液治疗，病情渐趋稳定。

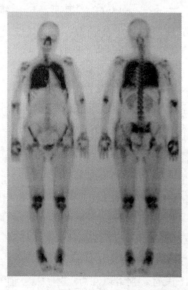

图 23-1　患者^{99m}Tc-MDP 全身骨显像：双肺弥漫性高摄取，双手异常摄取增高

　　1 个月后患者出现双手掌面皮肤及皮下组织增厚变硬，握拳受阻（图 23-3）。双手 X 线检查提示双

手皮下软组织弥漫性钙化（图23-4A），予羟乙磷酸钠治疗3个月后改善（图23-4B）。复查PTHrP降至369pg/ml。

最终诊断：SLE，高钙血症并异位钙化。

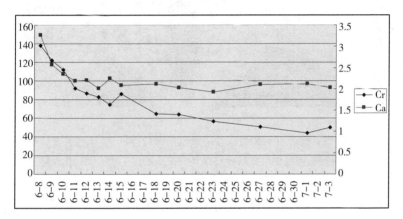

图23-2 治疗趋势图显示给予患者降钙治疗后，血钙下降，血肌酐也降至正常

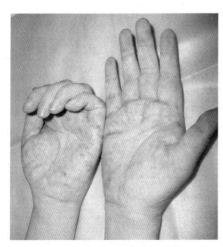

图23-3 患者双手掌面皮肤及皮下组织增厚变硬，握拳受阻

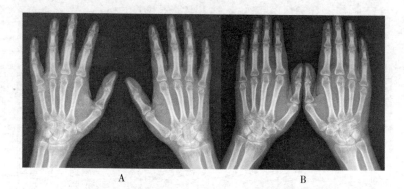

图 23-4　A：患者双手 X 线示皮下软组织弥漫性钙化；B：患者接受
羟乙磷酸钠治疗后，复查双手 X 线示皮下软组织钙化减轻

分析与讨论

　　SLE 是以多克隆 B 细胞激活、多种自身抗体产生、免疫复合物沉积而导致多系统损伤的自身免疫病。SLE 患者常见低钙血症，出现高钙血症则十分罕见。国际上仅有 10 例报道。本例即是又一例 SLE 合并高钙血症和异位钙化且除外并存有原发性甲状腺功能亢进和恶性肿瘤的病例。

　　患者中青年女性，病史长达 12 年，先后出现雷诺现象、脱发、光过敏、关节疼痛和肺泡病变，血两系减低，血清多种自身抗体包括 ANA、抗 RNP、抗 SSA 抗体阳性，Coombs 试验阳性，补体降低，到 2006 年患者符合 ACR SLE 分类标准。2011 年因并发中枢神经、肺、肾的受损症状，且血清学的异常，提示有 SLE 的活动。

　　尽管神经系统和肾脏均为 SLE 常累及的靶器官，然而本例患者的意识障碍和肾功能异常却很难以 SLE 解释。狼疮肾炎主要表现为蛋白尿和（或）镜下血尿，而本例患者多次尿检均正常，在激素冲击后肾功能也并无改善，因此其肾功能异常难以用狼疮肾炎解释。同样，患者的意识障碍也难以用狼疮神经系统受累来解释，无论是头颅核磁影像，还是脑脊液检查均未发现支持神经精神狼疮的客观证据，且在激素冲击治疗后神经系统症状也迟迟未能缓解。这就促使我们去寻找其他的可能导致肾脏和神经系统损害的原因。

　　1. 系统性红斑狼疮与高钙血症　众所周知，SLE 患者多见低钙血症，其原因是多方面的：由于紫外线诱发 SLE 的病变加重，SLE 患者需避免较强的日光照射；长期应用激素又导致钙质流失；如合并甲状旁腺功能减低可加重 SLE 患者的低钙血症。而高钙血症在 SLE 患者较为罕见，本例患者存在明确高钙血症，因严重的高钙血症可引起脱水、嗜睡、意识不清、肾功能衰竭等表现，患者的精神症状和肾功能异常在血钙纠正后随之好转，提示高钙血症是其首要原因。然而本例患者出现高钙血症的原因何在呢？

　　高钙血症最常见的病因为原发性甲状旁腺功能亢进、恶性肿瘤（如多发性骨髓瘤、淋巴瘤、骨转移瘤等）、肉芽肿性疾病（如结节病）、内分泌性疾病（如甲状腺功能亢进、嗜铬细胞瘤等）、Paget 骨病、药物（如维生素 D 过量、噻嗪类利尿剂等）。本患者近期并无钙剂、维生素 D 及利尿剂的用药史，一系列检查也排除了患者合并有原发性甲状旁腺功能亢进、恶性肿瘤及可致高钙血症的内分泌性疾病。而 SLE 作为一个多系统受累的疾病，其本身是可以导致高钙血症的，其机制推测与患者体内产生 PTHrP 或激动型 PTH 受体抗体，导致 PTH 受体活化产生假性甲状旁腺功能亢进有关。此外，在 SLE 活动期，促炎症细胞因子大量释放，可影响骨转换，导致高钙血症。有些学者认为高钙血症可反映 SLE 疾病的活动性，与自身抗体产生和促炎因子水平相关，甚至可作为 SLE 的首发表现。本例患者伴随 SLE 病情的活动、出现高钙血症、血清 PTHrP 升高，而伴随 SLE 等的治疗和病情稳定，血钙正常，PTHrP 下降，可佐证这一论断。

　　通过 Pubmed 检索，至今共有 10 例 SLE 患者合并高钙血症并非原发性甲状旁腺功能亢进者，其中 5 例表现为高钙血症 – 淋巴结增大-SLE 综合征（hypercalcaemic-lymphoadenopathy and systemic lupus erythematosus syndrome，HL-SLE），有 2 例骨显像示两肺存在异常高摄取，与本例相似。这些患者中，仅有 2 例在血清或淋巴结中检测到 PTHrP 增高，其余则认为可能是激动型 PTH 受体抗体或抗钙离子感受器受体抗体的存在导致高钙血症，尚不能肯定是否还有其他一些机制参与高钙血症的发生。本例患者的血清 PTHrP 较正常人和无高钙血症的 SLE 患者有明显增高，相隔 1 个月病情稳定后复查 PTHrP 有明显下降，可认为其高钙血症与产生过多 PTHrp 相关。

　　2. ^{99m}Tc-MDP 骨显像所示双肺高摄取　患者在 ^{99m}Tc-MDP 骨显像上出现双肺异常浓聚，经肺部影像学检查和纤维支气管镜及经纤维支气管镜肺活检除外了恶性肿瘤。参照文献可知在 SLE 高钙血症的患者中可出现 ^{99m}Tc-MDP 骨显像上双肺高摄取，被认为是高钙血症的征象，尽管其机制还有待进一步明确。

　　3. 软组织钙化　结缔组织病出现软组织钙化以系统性硬化症、CREST 综合征、多发性肌炎/皮肌炎常见，但 SLE 患者出现软组织钙化者也非罕见，迄今为止 SLE 软组织钙化见诸报道者也有 30 余例，多为病程较长的女性患者，好发于四肢和臀部或炎症、损伤部位，也可表现为血管钙化、关节周围钙化和脑实质钙化。钙化可为结节状或弥漫性，破溃溢出牙膏状物或石灰状物，可导致皮肤溃疡、继发感染、关节挛缩。本例患者在高钙血症后出现软组织钙化，考虑与高钙血症相关，应用羟乙磷酸钠后获得一定效果，可资借鉴。

尽管高钙血症出现于 SLE 患者少见，但在某些 SLE 患者中高钙血症可作为 SLE 的首发表现，提示疾病活动。高钙血症可导致异位钙化的发生。导致高钙血症的机制之一为 PTHrP 的过度产生，骨显像上出现双肺弥漫高摄取可作为高钙血症的一个征象。

（赵丽丹）

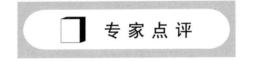

专家点评

董怡医师：本例 SLE 患者的最大特点是它的高钙血症，这类高钙血症在 SLE 是罕见的，也被称为假性甲状旁腺亢进，并多见于多种恶性肿瘤，故又称为伴瘤高钙血症。本患者经细致检查未发现有恶性肿瘤，那么 SLE 患者能否像恶性肿瘤一样出现高钙血症呢？本患者的 PTH 是正常的，但其 PTHrP 水平明显升高。我们检测了血钙水平正常的 SLE 患者的 PTHrP，发现部分患者的水平亦高于正常人的水平，说明 SLE 具有分泌 PTHrP 的性能，但只有 PTHrP 达到一定高值时方促发血钙的升高。其机制尚不清楚，推测是活动期 SLE 患者产生一种自身抗体作用于甲状旁腺细胞膜受体，激活它分泌 PTHrP，犹如抗磷脂抗体作用于细胞膜受体，干扰了正常血凝过程导致血栓的形成。

本例提示高钙血症可以引起多系统的损害，因此在治疗 SLE 同时若不采取降低高钙血症的措施则患者预后是不良的。本患者除中枢神经、肾、皮肤的损害外，骨显像呈现双肺弥漫性高摄取，令人印象深刻，结合文献资料很可能亦是高钙血症的表现之一，导致呼吸道黏膜损伤出血。

另外，本例病程冗长，自 2000 年发病直至 2006 年出现 SLE 皮肤表现，亦未接受合理规范的相应治疗，是否因此导致 2011 年出现严重的病情活动。值得我们临床医师思考的是未分化结缔组织病或皮肤型 SLE 应采取什么样的治疗措施。个人认为至少应严密监测，定期随诊。

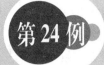

第24例 多关节痛－皮肤硬肿－左踝溃疡

病历摘要

患者女性，49岁。因"关节痛26年，皮肤硬肿14年，左踝溃疡2年余"于2011年6月8日入院。

患者1985年起无明显诱因出现游走性多关节疼痛，累及双手近端指间关节（PIP）、双膝关节，无关节红肿，自行服用镇痛药物，关节疼痛多可在数日内缓解，症状反复发作。1997年出现双手指肿胀，皮肤变硬，逐渐累及双手背、双臂、颈背部、面部以及踝部皮肤，初为皮肤肿胀，之后皮肤逐渐变硬变薄，自觉躯干及下肢皮肤也有变硬趋势，逐渐出现口唇变薄收缩，张口困难，面部表情减少，手指呈腊肠样，不能伸直，肘关节、肩关节活动受限，不能自主梳头或做下蹲动作。2000年出现间断深吸气时胸痛，同年9月于我院皮肤科就诊，查肌酶正常，血红细胞沉降率（ESR）7mm/1h，抗核抗体（ANA）（＋）均质核仁型（HN）1∶640，抗双链DNA抗体（ds-DNA）11.4%，抗可提取性核抗原抗体（ENA）（－），胸部CT提示肺间质病变，诊断系统性硬化症，未规律服药。2003年自行服用泼尼松10mg bid，2006年减为10mg qd维持，自觉皮肤症状无好转，期间曾查抗Scl-70（＋），肌电图未见神经源或肌源性损害，心脏彩超未见明显异常。

2008年开始出现双手拇指、示指及中指远端变短、吸收。

2009年口干，吞咽困难，双足踝局部皮肤色素沉着、变黑，逐渐进展为左侧踝部多处皮肤破溃流脓，伴双手多个PIP关节伸侧皮肤破溃。2009年9月至我院免疫科就诊，胸部CT：双肺间质性改变，食管全程扩张。诊断系统性硬化症，继续口服泼尼松10mg qd，并予环磷酰胺（CTX）50mg qd、雷公藤20mg tid以及阿司匹林、硝苯地平治疗，此后未随诊。自觉肢体活动度较前好转，但左踝部溃疡情况无好转，3个月后自行停用CTX及雷公藤，2010年6月将泼尼松减为7.5mg qd，2011年1月自行加用雷公藤，半年后再次停用。近半年来活动耐量下降，步行200米即可出现憋喘，双踝溃疡范围扩大、局部变深且疼痛加重。

起病以来患者精神状态尚可，无明显发热、咳嗽、咳痰等，近半年来出现活动耐量下降，步行200米即可出现憋喘，无胸痛，有间断脱发，猖獗齿，无眼干、皮疹、光过敏、雷诺现象等。尿便正常，体重无明显变化，否认高血压、高血脂和糖尿病病史，否认吸烟史。

入院查体：T 37.0℃，P 84次/分，R 19次/分，BP 93/50mmHg。全身皮肤变薄，面部、双手皮肤较硬，面具脸，口唇薄，口周放射纹，张口仅容2指，腊肠指近端及远端指间关节挛缩致指屈曲，双手拇指、示指、中指远端指节变短吸收，双踝皮肤色素沉着并多处皮肤溃疡，伴少量渗液（图24-1），双上肢上举受限，双肺清，未闻及干湿性啰音及爆裂音，心、腹（-），双下肢轻度可凹性水肿。

诊治经过：入院后查血常规：白细胞（WBC）7.9×10^9/L，血红蛋白（Hb）126g/L，血小板（PLT）178×10^9/L；肝肾功能、尿常规、24小时尿蛋白、便常规及潜血正常；心电图及超声心动图未见明显异常；肺功能示限制性通气功能障碍，弥散功能减低；Ig定量及补体正常；ESR 20mm/1h；超敏

C 反应蛋白（hs-CRP）12.28mg/L；ANA（＋）H 1：1280，抗ds-DNA、抗 ENA 及抗中性粒细胞胞浆抗体（－）；抗环瓜氨酸肽抗体、抗核周因子抗体、抗角蛋白抗体（－）。降钙素原＜0.5ng/ml。胸部 CT：右上肺斑片索条影，考虑为陈旧病变，双肺间质病变同前相仿，以蜂窝样改变为主，可见少量磨玻璃样改变，食管扩张同前（图 24-2）；腹部超声：双肾弥漫性病变，右肾小；盆腔超声：宫颈多发囊肿；双下肢动脉彩超未见明显异常；双手像：骨质密度减低，双手屈曲畸形，右侧第 5腕掌关节及部分双手指间关节面骨质侵蚀，关节间隙狭窄，周围软组织肿胀；双侧腕骨间隙略窄（图 24-3）；左踝 MRI：左侧拇长屈肌腱腱鞘增厚，炎性改变可能；左踝关节皮下组织絮状强化影（图 24-4）。

　　考虑系统性硬化症目前无病情活动，而踝部存在局部慢性炎症，继续应用泼尼松 7.5mg qd、雷公藤 20mg tid 及阿司匹林

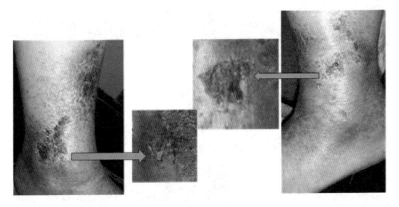

图 24-1　患者入院时查体，可见双踝部皮肤色素沉着，左踝部可见四处　　　　皮肤溃疡，伴少量渗液

肠溶片，并加用 CTX 50mg qod，凯时、丹参注射液扩张小血管、改善微循环。考虑左踝部溃疡病程长，局部皮温高，有低热（37.4℃），予阿莫西林/克拉维酸钾抗感染治疗 10 天。整形外科会诊建议局部消毒结合温水浴理疗，应用络合碘温水每日浸泡左腿两次，每次约半个小时。此后患者左踝部疼痛明显减轻，皮损范围较前变小，溃疡深度变浅，渗出减少（图 24-5），活动耐量明显改善。因治疗后有愈合倾向，不考虑植皮手术。

最终诊断：系统性硬化症，肺间质病，皮肤溃疡。

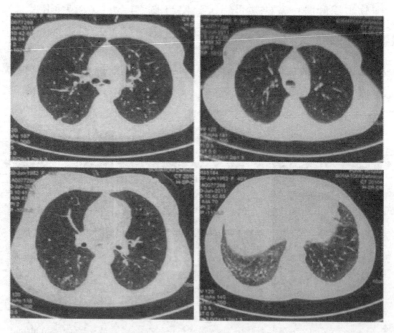

图 24-2 患者入院时胸部 CT：右上肺斑片索条影，考虑为陈旧病变，双肺间质病变同前相仿，食管扩张同前

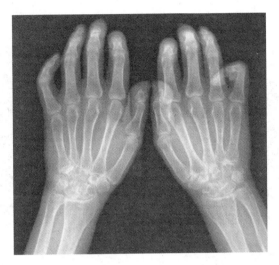

图 24-3　双手 X 线平片示骨质密度减低，双手屈曲畸形，右侧第 5 腕掌关节
　　　　及部分双手指间关节面骨质侵蚀，关节间隙狭窄，周围软组织肿
　　　　胀；双侧腕骨间隙略窄；双手拇指、示指及中指远端变短、吸收

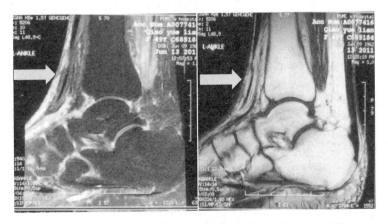

图 24-4　左踝部 MRI 示左侧拇长屈肌腱腱鞘增厚，炎性改变可能；左
　　　　踝关节皮下组织絮状强化影（箭头指示处）

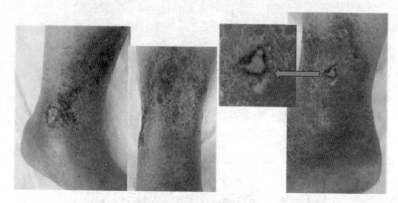

图 24-5 治疗后左踝部皮损范围较前变小，溃疡深度变浅，渗出减少

分析与讨论

本患者是一例典型的弥漫型系统性硬化症，病程 26 年，先后出现多关节痛，皮肤病变（从肿胀、腊肠指，到硬指、皮肤萎缩，面具脸，口周放射纹），肺间质纤维化，食管扩张、功能障碍等。但是患者病程中还有一个突出的表现，就是微血管病变以及较大血管病变引起的皮肤破溃、指端吸收。患者双手多个手指的远端指节变短吸收，双手多个近端指间关节伸侧皮肤破溃，是微血管病变的表现。而双踝皮肤的溃疡应该是较大血管病变引起的。

系统性硬化症患者的微血管病变主要表现为内皮的增生和纤维化，而较大的外周血管则可以表现为狭窄、堵塞，常见于出现严重缺血、坏死的患者，与微血管病变经常同时出现。系统性硬化症血管病变的病理生理机制与糖尿病微血管病变、血管病变，以及动脉粥样硬化症类似，都是与炎症和血管内皮细胞功能异常有关，涉及多种细胞因子、炎症介质以及内皮细胞表达的黏附分子。但是这类炎症往往对激素和免疫抑制剂的治疗反应不佳，可能与参与炎症的细胞有关。

系统性硬化症患者的指溃疡不仅出现在指尖，还可出现在指缝、关节伸面，可引起疼痛以及功能受损（如影响吃饭、穿衣），而慢性溃疡一旦感染，可引起坏疽、骨髓炎甚至截肢，严重影响患者的生活质量。在持续溃疡的患者中30%发展成为不可逆的组织缺失，部分患者出现永久的残疾。徐东等人对中国EUSTAR数据库中系统性硬化症患者的分析发现，指溃疡并不少见，与国外的报道相近，有近1/3的患者出现指溃疡，多为青年人，雷诺现象出现早，对其生活质量造成严重影响。此外，虽然女性是系统性硬化症患病的高危因素，患病率是男性的近10倍，但女性中存在指溃疡的患者比例显著低于男性，提示男性是指溃疡出现的最强独立危险因素。因此，对于存在雷诺现象的年轻男性患者，更需警惕指溃疡的出现，应尽早应用扩血管治疗。另外，在弥漫型系统性硬化症以及手皮肤硬化程度重的患者中更常见到指溃疡，这与国外的报道一致。此外，研究还提示临床表现中只有食管受累是指溃疡的危险因素，这与2009年德国硬皮病网络研究的结果相一致。虽然肺动脉高压和指溃疡是系统性硬化症血管病变的不同表现，但是否肺动脉高压是指溃疡的危险因素之一仍有争议。

本例患者经过较长时间的激素及免疫抑制剂治疗，皮肤溃疡没有明显的好转趋势，入院后给予加强扩血管治疗也未见到明显效果。但是按照糖尿病皮肤破溃的治疗方案，予以局部清洁、温水浴理疗后，皮肤溃疡得到明显缓解。从本例患者的治疗经验来看，系统性硬化症的微血管病变、较大血管病变，也应该根据病变的不同阶段制订相应的治疗方案，才能达到预期的治疗目的，即减少疼痛，重建功能，改善循环，控制组织感染，提高已发生溃疡的愈合率，阻止新溃疡的形成，从而减少溃疡对患者生活质量的影响。治疗包括局部治疗和全身治疗，后者又包括非药物治疗：保护皮肤减少创伤，保持皮肤润泽减少干燥，避免导致血管收缩的诱因，如寒冷、情绪激动及吸烟；对症治疗：镇痛、抗感染、抗血小板等。

本例患者经系统评估，未发现心肺器官功能的明显下降，在左踝部溃疡好转后，活动耐量即有明显好转，考虑与患者踝部疼痛、扶拐行走时体力消耗较大有关，踝部疼痛减轻后行走距离明显增加，结合入院后的检查结果，考虑近期未出现病情活动，无需调整激素及免疫抑制剂用法及用量。

在系统性硬化症中关节疼痛是一个常见症状，但出现侵蚀性关节炎者并不多见。本例患者以多关节痛起病，慢性病程长达 26 年，出现了关节挛缩、关节间隙变窄、双手第 1～3 指远端指节的吸收、变短，是系统性硬化症的典型表现。但是患者的 X 线片上还可以看见多处骨质侵蚀灶，病变范围非常局限，经过对类风湿关节炎的排查、各项特异性抗体均为阴性，患者病程中也没有出现过明确的关节炎及滑膜炎的表现，因此考虑本例患者出现的骨质侵蚀为系统性硬化症的少见表现。

（李　菁）

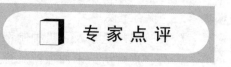

专 家 点 评

徐东医师：患者弥漫性系统性硬化症（SSc）诊断明确。

该患者的突出特点是在全身重要脏器受累（肺间质病变）稳定的情况下，皮肤溃疡重且对激素及免疫抑制剂的治疗效果不佳。SSc 患者指溃疡及皮肤溃疡的发生是多因素的结果，除了众所周知的微血管病变外，大血管病变、皮下钙化、感染等也是溃疡发生或不易愈合的原因。不同于 SLE 及 PAN 的肢（指）端坏疽，常继发于血管炎，经过原发病的积极治疗有效，SSc 的指端或皮肤缺血改变以血管病为主，原发病的积极治疗在多数情况下难以取得好的效果，并且部分 SSc 患者同时出现大血管病变。有研究局限型、ANA 阳性及病程长的硬皮病患者，Aortic pulse wave velocity——一种评估动脉僵硬的指标，升高更为常见。我们医院曾勇大夫也应用脉压分析仪测定硬皮病患者的 ankle brachial index（ABI）（外周动脉病变的指标），发现 SSc 患者更易出现外周动脉病变。因此，对于 SSc 患者出现皮肤溃疡时，应首先判断原因，了解有无血管炎及大血管病变和皮下钙化、感染，针对不同的情况进行综合治疗（局部治疗——清创，全身治疗——抗感染、扩血管、镇痛、抗血小板等）才能取得好的效果。

第25例 腹泻－皮肤变硬－水肿－反复晕厥

病历摘要

患者男性，65岁。因"皮肤变硬、腹泻、消瘦2年，水肿半年"于2011年11月27日入院。

患者2009年无明显诱因出现脐周水平带状皮肤变硬，偶有反酸，食欲明显下降，间断排黄色糊状便2~3次/日，体重逐渐下降，当地医院查肝功能异常，考虑"酒精性肝炎"，予保肝治疗（具体不详），症状无好转。此后脐周水平皮肤逐渐变软，并出现脐周、双上臂、双股局灶性色素沉着。2011年5月出现间断发热，体温最高39℃，无畏寒、寒战，伴颜面、双手手指及手背肿胀，双下肢可凹性水肿，双手遇冷变白，双足遇冷变紫，反复出现口腔痛性溃疡（<3次/年），间断性心跳停搏感。当地医院查血常规：白细胞（WBC）6.42×10^9/L，中性粒细胞（N）56.0%，血红蛋白（Hb）98g/L，血小板（PLT）558×10^9/L；肝肾功能正常，白蛋白（ALB）29.4g/L；心房脑钠肽2843mg/L；血红细胞沉降率（ESR）46mm/1h，超敏C反应蛋白（hs-CRP）49.2mg/L；抗核抗体（ANA）（＋）颗粒型、核仁型、核点型、胞浆颗粒型1:300，抗可提取性核抗原抗体（ENA）（－）；肿瘤筛查：癌胚抗原（CEA）5.56ng/ml（0~4.7），CA 19-9 65.57U/ml（0~34），CA 72-4 50.22U/ml（0~6.9），神经烯醇化酶（NSE）17.37ng/ml（0~16.3）；超声心

动图：左心房、左心室增大，二尖瓣及三尖瓣中量反流，轻度肺动脉高压，左心室射血分数58%；胸腹CT：多浆膜腔积液，腹腔内肠管积液、积气（图25-1）；PET-CT：未见癌性病灶。同年9月至我院门诊，诊断系统性硬化症（SSc），予甲泼尼龙8mg qod及环磷酰胺（CTX）100mg qod，1个月后自行停药，改服中药，症状无好转，之后在频繁腹泻后出现"休克"（具体不详），11月出现尿量减少，300～400ml/d，并出现2次一过性晕厥，伴"血压一过性降低、难以测出"，十几秒后可苏醒。尿常规：蛋白（±）；肝肾功能正常，ALB 29.58g/L。外院予甲泼尼龙40mg qd静脉输液×10日→泼尼松25mg qd及CTX 100mg qod，输蛋白及利尿等对症治疗，症状稍有改善，尿量较前增多。病程中体重减轻约20kg。

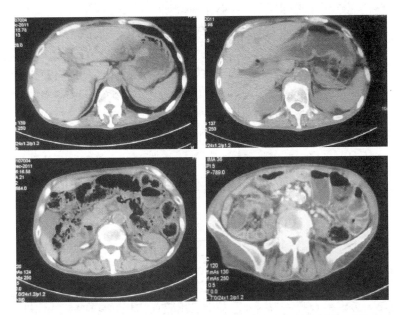

图25-1　外院腹部CT示：腹腔、盆腔积液，腹腔内肠管积液、积气

既往史：患糖尿病4年，胰岛素治疗半年后停药。

体格检查：体型消瘦，四肢及脐周多发色素沉着，双手掌指关节以远皮肤较硬；结膜苍白；口周放射纹，张口稍受限；颈静脉怒张，肝颈静脉回流征（－）；心肺（－）；腹软，未及包块，肝脾肋下未及，肠鸣音3次/分；关节未见肿痛；双下肢轻度可凹性水肿。

诊治经过：入院后查血常规 WBC 9.04×10^9/L，N 68.6%，Hb 96g/L，PLT 354×10^9/L，网织红细胞2.11%；尿常规、24小时尿蛋白、便常规及潜血正常；肝肾功能正常，ALB 28g/L；ESR 12mm/1h；hs-CRP 1.77mg/L；补体、Ig 基本正常；免疫固定电泳（－）；ANA（＋）斑点核仁型 1:80，抗双链 DNA 抗体（ds-DNA）、抗着丝点抗体（ACA）和抗 ENA 抗体（－）；抗中性粒细胞胞浆抗体（－）；糖化血红蛋白6.2%；肿瘤标志物未见明显异常；超声心动图：轻度肺动脉高压（估测44mmHg）；双肾血流核素显像：肾小球滤过率83.75ml/min，右＝39.74ml/min，左＝44.02ml/min；颈部血管超声：双侧颈动脉粥样硬化伴斑块形成，左颈总、左颈内、右颈外动脉起始处轻度狭窄；双下肢深静脉彩超未见异常；经颅多普勒超声（TCD）：右侧大脑中动脉狭窄；24小时动态心电图检测：较多阵发房速、房颤；头颅 MRI：多发腔隙性脑梗死；消化道造影：食管增宽、蠕动缓慢，胃充气欠佳、黏膜增粗，空、回肠转位，小肠蠕动极为缓慢，十二指肠降段憩室，第3组空肠及第4、5组回肠多发节段性病变，其近端空肠及十二指肠水平段明显增宽，回盲瓣略增厚。

患者住院期间未出现晕厥，考虑为心脑血管动脉粥样硬化性疾病引起反复脑缺血发作，故加用心脑血管疾病二级预防治疗。考虑患者腹泻为 SSc 胃肠道受累表现，将激素加量至甲泼尼龙16mg qd，并继续服用 CTX 100mg qod，病情逐渐好转出院。

随诊：出院后6个月门诊随诊，未再出现晕厥，食欲好转，体重增加，水肿已消退，复查血白蛋白水平恢复至正常。

最终诊断：SSc，胃肠道受累，动脉粥样硬化症。

分析与讨论

患者病程3年，根据皮肤改变、多系统受累的表现以及抗核抗体的核型诊断为SSc。SSc有时被定义为血管病性自身免疫性疾病，因为该症患者各个器官的受累往往均与微血管病变有关，SSc患者的微血管病变主要表现为内皮的增生和纤维化，而较大的外周血管受累则可以表现为狭窄、堵塞，常见于出现严重缺血、坏死的患者，与微血管病变同时出现，如上肢和下肢大血管的病变可以引起间歇性跛行、肢端坏疽等，冠状动脉的病变可以引起心肌缺血的症状或引起心肌梗死，脑血管的病变可以引起短暂性缺血发作（TIA）的症状和脑梗死。

SSc患者最常出现的心脏受累为肺动脉高压。在国外报道中，心脏受累表现为左心室射血分数减低和心脏传导阻滞的并不少见，与SSc微血管病变引起的心肌缺血相关，但在中国的SSc患者中发生率很低。近期的研究发现，和其他系统性炎症性疾病如系统性红斑狼疮、类风湿关节炎等类似，在SSc患者中，动脉粥样硬化的发生时间提前，发展速度也较正常人群增快。SSc患者虽然往往血脂水平、血压水平偏低（胃肠道受累造成体型消瘦、使用钙离子通道阻滞剂扩血管治疗），甚至腰臀比及体重指数也偏低，但是有研究表明系统性硬化症本身就是冠状动脉钙化的独立危险因素，发生冠状动脉粥样硬化的概率也升高，可能与血管内皮细胞功能的异常以及炎症有关。炎症本身就是动脉粥样硬化的重要成分之一，而 SSc 产生、释放的多种细胞因子和炎症介质可以参与动脉粥样硬化的发病机制，如肿瘤坏死因子 α、白介素-6、超敏 C 反应蛋白等，但具体作用机制尚未明确。同样，内皮细胞的功能异常在动脉粥样硬化和 SSc 中也是重要的病理生理因素。在 SSc 中，内皮细胞的损失导致黏附分子的表达增加以及循环中可溶性黏附分子的水平升高，如可溶性 E-选择素、细胞内黏附分子-1（ICAM-1）、VCAM-1 等。这些分子引起局部炎症细胞的聚集、转运至血管外，并在细胞外基质内浸润。另外，SSc 患者分泌的血管收缩因子内皮素是增加的，而扩血管因子一氧化氮是减少的，这也是引起血管内皮功能异常的原因。在动脉粥样硬化症中，其他因素（如吸烟、糖尿病、高血压等）引起内皮黏附分子表达增加、血管通透性增加，造成血管平滑肌细胞的迁移和增生以及动脉粥样硬化斑块的形成。

本例患者病程中出现雷诺现象，超声检查提示双侧颈动脉粥样硬化斑块形成、多处颈动脉狭窄，经颅多普勒超声提示右侧大脑中动脉狭窄，头颅核磁检查提示脑实质有多发缺血性改变，心脏超声提示轻度肺动脉高压，动态心电图检测提示有较多阵发房速、房颤和 ST-T 改变（心肌缺血征象），考虑患者存在 SSc 微血管病变的同时，可能也存在大血管的病变。但是患者为老年男性，既往有可疑的糖尿病史，血脂轻度升高，颈动脉的病变在超声检查中符合动脉粥样硬化斑块的表现，所以考虑患者的心脑血管病变可能由于 SSc 进展加快，但并不是 SSc 大血管病变的表现。

徐东等人对中国 SSc 患者进行分析发现，雷诺现象（94.1%）、关节受累（54.6%）、消化系统受累（70.6%）和肺间质纤维化（58.8%）都是很常见的表现。在消化系统表现中，食管受累最多见、占 56.3%，胃受累占 21%，肠道受累占 31.9%。本例患者消化道受累在雷诺现象前出现，既有肠道受累引起的腹胀、腹泻，肠管节段性狭窄、扩张、蠕动减慢，也有食管受累（食管增宽、蠕动缓慢）的表现，影像检查也见到胃黏膜增粗的表现提示同时存在胃受累，其消化道症状突出，曾因腹泻引起"休克"表现，体重明显下降，经中－小剂量激素及免疫抑制剂（环磷酰胺）治疗后症状有所好转，未再出现严重腹泻，体重回升。

（李　菁）

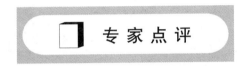

专　家　点　评

侯勇医师：本文介绍了 SSc 的血管病变因素，包括疾病的原因、炎症原因及药物等因素。在临床实践中，一元论不能解释所有临床情况时，应当考虑是否合并其他疾病。对于 SSc 的治疗，早期水肿阶段非常重要，激素及免疫抑制剂有效，对于硬化及萎缩阶段，激素及免疫抑制剂往往疗效差，此时主要为对症治疗。

第 26 例 水肿 – 皮肤变硬 – 腹胀

病历摘要

患者女性，45 岁。因"水肿 1 年半，皮肤变硬 3 个月，腹胀 2 个月"于 2010 年 12 月 25 日入院。

患者 1 年半前无诱因出现眼睑水肿。数月后出现双手遇冷变白、变紫，保暖后好转。半年前开始双下肢水肿，无尿量减少，外院考虑"肾病综合征"，予补蛋白、利尿等治疗后水肿减轻。3 个月前开始逐渐出现双手及前臂、双足、面部、腹部皮肤发紧、变硬、增厚，额纹减少，鼻翼变薄，嘴唇变薄，张口受限。2 个月前开始腹胀、憋气、尿量减少，排便次数较前增多，每日 2～3 次，为成形软便。无胃灼热、反酸、发热、皮疹、关节痛。病程中体重下降 10kg。

入院体格检查：体型消瘦，双手、前臂、面部、腹部及下肢皮肤广泛变硬，蜡样光泽，额纹减少，鼻翼及嘴唇变薄，张口受限。双下肺呼吸音低，心脏查体未见异常，腹膨隆，移动性浊音阳性，无压痛，肝脾肋下未及，肠鸣音 5～6 次/分。

诊治经过：入院后完善相关检查：血常规：白细胞（WBC）6.36×10^9/L，淋巴细胞 22%，血红蛋白（Hb）119g/L，血小板（PLT）462×10^9/L；粪便苏丹Ⅲ染色（＋）；尿常规未见异常；24 小时尿蛋白 0.28g；肝肾功能正常，血白蛋白（ALB）13g/L；肌酶谱正常；补体及免疫球蛋白（Ig）未见异常；免疫固定电泳未见单克隆蛋白；血红细胞沉降率（ESR）98mm/1h；C反应蛋白（CRP）3.4mg/L；抗核抗体（ANA）（+）核仁型1∶1280，抗双链DNA抗体、抗可提取性核抗原抗体（ENA）（-），抗Scl-70、抗着丝点抗体（-）；胸部高分辨CT：双侧胸腔积液，双下肺部分膨胀不全，心包积液，纵隔内、双腋窝多发淋巴结影；超声心动图：左心室射血分数73%，中等量心包积液；小肠CT三维重建：未见异常；胸腔积液提示为漏出液；腹水：乳黄色微浑，细胞总数280×10⁶/L，白细胞总数36×10⁶/L，单核35，多核1，黎氏试验阳性，糖10.5mmol/L，乳酸脱氢酶48U/L，总蛋白16g/L，ALB 7g/L，腺苷脱氨酶2.9U/L，氯化物108mmol/L，乳糜试验（+）；胃镜：十二指肠黏膜轻度充血肿胀，球后及降部黏膜表面可见散在灰白斑点，考虑十二指肠黏膜淋巴管扩张；十二指肠黏膜活检病理：小肠黏膜显慢性炎，未见黏膜下层。淋巴显像：左小腿淋巴肿，左静脉角持续增宽显影。予泼尼松40mg qd、环磷酰胺0.4g静脉输液1次/周治疗，并予补蛋白、利尿等。

随诊：门诊已随诊1年半，患者体重从37kg升至44kg，基本恢复正常饮食，每日主食3~4两，肉类较少，仍有糊状便，2~3次/日。监测血常规、肝肾功能正常，ESR、CRP、Ig正常，血ALB升至43g/L。现泼尼松5mg qd维持，环磷酰胺50mg口服qod。

最终诊断：系统性硬化症（SSc），失蛋白肠病（PLE），小肠淋巴管扩张。

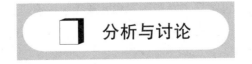

分析与讨论

PLE临床少见，因蛋白质自胃肠道丢失而导致低蛋白血症并出现水肿。PLE 的原因众多，按不同发病机制可分为：①肠道黏膜破损，血浆蛋白直接漏入肠道，如肥厚性胃炎、胃癌、溃疡性结肠炎、局限性小肠炎、Crohn 病、肠癌或任何其他炎症以及溃疡病变；②肠道黏膜虽然完整，但对蛋白质的通透性增加，导致蛋白漏入肠道，如伴毛细血管扩张的结肠息肉病、过敏性胃肠病、胃肠道黏膜代谢障碍等；③肠道淋巴管阻塞，使含有大量蛋白质、脂肪及淋巴细胞的淋巴液回流受阻，漏入肠腔或腹腔，造成乳糜泻或乳糜性腹腔积液，如广泛的腹部肿瘤或腹膜后淋巴瘤、腹膜后淋巴结钙化、自身免疫病、腹外伤或手术损伤致淋巴管狭窄等。通过内镜检查可以确诊上述大多数疾病，如镜下可发现溃疡、肿物等病变，并可取活检明确病理。对于第③种原因，内镜检查也有一定特征性，胃镜可发现十二指肠黏膜呈白色颗粒状或绒毛状，重者呈息肉状，黏膜活检病理发现固有膜和黏膜下层淋巴管扩张即可确诊。

由此可见，PLE 不是一个单独的疾病，而是在其他疾病过程中的非典型表现。近几年来，随着对疾病认识程度的提高，人们发现结缔组织病是发生 PLE 的重要病因之一。已有诸多文献报道系统性红斑狼疮（SLE）合并 PLE，而 SSc 合并 PLE 则鲜有报道。

本例患者全身皮肤（包括胸腹部）变硬变紧，伴雷诺现象、ANA 阳性，可以诊断 SSc。入院主因重度低蛋白血症，因可以除外摄入不足和肾脏丢失蛋白等因素，所以尽管目前临床上无法完善蛋白标记的核素检查以最终确诊 PLE，但是从临床上完全可以诊断 PLE。再结合患者脂肪泻和乳糜腹腔积液，胃镜检查发现十二指肠黏膜呈白色颗粒状，因此考虑小肠淋巴管扩张致 PLE。虽然十二指肠黏膜活检病理并未有进一步提示，但考虑可能与取材较浅有关，临床仍诊断 SSc 合并小肠淋巴管扩张所致 PLE。

SSc 患者消化道受累以食管病变、小肠和结肠蠕动减慢和扩张、结肠广口憩室等病变常见，合并小肠淋巴管扩张致 PLE 则非常罕见，目前国外文献仅有个例报道。从本例患者的诊断过程可以看出 PLE 不是一个单独的疾病，而是在其他疾病过程中的非典型表现，其最突出的临床表现是低蛋白血症和水肿。在各种病因的鉴别诊断中，需要尤其重视结缔组织病。

PLE 的治疗除针对原发病治疗外，还有对症治疗，包括补充白蛋白、利尿、中链脂肪酸（MCT）饮食治疗。MCT 可通过门静脉直接吸收，无需经过肠道淋巴管，从而避免了长链脂肪酸通过肠道淋巴管吸收后致淋巴管内压力升高、蛋白漏出增多的弊端。本例患者经过激素及免疫抑制剂治疗，并配合 MCT 饮食，肠道症状恢复好，血 ALB 明显提升，提示治疗有效。可见，结缔组织病合并 PLE 如能早发现、早诊断，并给予积极正确的治疗，可以明显改善预后。

（沈　敏）

专家点评

李梦涛医师：系统性硬化症（SSc）消化系统损伤在临床中得到风湿科医师越来越多的认识，除常见的反流性食管炎外，肠道受累可有小肠吸收功能不全、结肠环形溃疡等。然而一旦重视，我们发现的问题又远不止于此。本例患者以水肿、少尿为主要表现，入院后发现严重的低蛋白血症、而尿蛋白阴性，进而以脂肪泻、乳糜腹腔积液及胃镜发现的十二指肠淋巴管扩张为线索，临床诊断了失蛋白肠病（PLE）。近年，PLE 对我院消化科和风湿科医师都不陌生，61 例 PLE 的病因分析中系统性红斑狼疮（SLE）占 46%，而 PLE 甚至是 SLE 的首发表现。

但本文提出 SSc 亦可导致 PLE，尤其是合并小肠淋巴管扩张所致 PLE 实属罕见！那么，如何来体味这样的疑难病例呢？首先，能敏锐地从低蛋白血症的鉴别诊断思路中追踪可能的 PLE；其次，能清醒地认识到 PLE（包括小肠淋巴管扩张）并非最终的疾病诊断；第三，能自信地肯定结缔组织病包括 SSc 导致 PLE 是"一切皆有可能"。值得大家借鉴的是，SSc 与 SLE 同样是风湿病中最为复杂、最具有挑战性的疾病之一，本文笔者以缜密的临床思维，在认定了诊断后积极治疗原发病并辅以 PLE 相应的支持治疗后，最终改善了患者的病情，这就是我们临床医师最好的价值体现。当然，如何更深入地解释 SSc 合并小肠淋巴管扩张的机制？如何更好地与消化科医师协作去早期诊断这类问题？尚需继续努力！

第27例 系统性硬化症并发肠道溃疡

病历摘要

病例27-1：患者女性，39岁。因"双手遇冷变白、变紫13年，呕吐、腹胀12年，加重1年"于2010年3月17日入院。患者13年前开始出现双手遇冷变白、变紫。12年前开始间断进食后恶心、呕吐、腹胀，无腹痛、腹泻、便秘等。4年前胃镜提示反流性食管炎，食管黏膜活检病理示慢性活动性炎伴肉芽组织形成。结肠镜未见异常。诊断"克罗恩病"，予泼尼松50mg qd、美沙拉秦1.0g qid治疗，症状可缓解。激素逐渐减量，半年后停用所有药物。1年半前症状再发，再次予泼尼松50mg qd及美沙拉秦1.0g qid治疗，症状缓解不明显。激素逐渐减量，2个月前停药。之后出现持续性腹痛、腹胀，伴恶心、呕吐、腹泻，黄黏便5~6次/日，量不多。近半年体重下降约3kg。

既往史：无特殊。

体格检查：生命体征平稳，体型消瘦，鼻翼薄，嘴唇薄，口周放射纹，双手指端皮温低，色紫，硬指，指腹萎缩，有皲裂。心肺（-），腹部触诊轻度揉面感，肠鸣音3~4次/分。

诊治经过：入院后查血、尿、便常规、肝肾功能（-）。血红细胞沉降率（ESR）6mm/1h，C反应蛋白（CRP）21.7mg/L。抗核抗体（ANA）（+）斑点型1:1280，抗双链DNA抗体（ds-DNA）、抗可提取性核抗原抗体（ENA）、抗Scl-70抗体、抗中性粒细胞胞浆抗体（ANCA）、抗着丝点抗体（ACA）、抗心磷脂抗体（ACL）、抗 β_2-GP1 抗体均（-）。补体、免疫球蛋白均正常。心脏超声：轻度肺动脉高压（肺动脉收缩压 48mmHg）。胸部高分辨 CT：两肺胸膜下间质病变，食管扩张。腹盆增强 CT + 小肠重建：肠壁不规则伴强化，末端回肠扩张；腹部肠管扩张伴气液平，肠梗阻可能。口服小肠造影：不完全小肠梗阻改变，肠壁欠规整；食管扩张，轻中度反流；胃肠动力较差。胃镜：反流性食管炎、慢性浅表性胃炎。结肠镜：升结肠、横结肠可见散在黏膜糜烂及环形溃疡，降、乙结肠交界处距肛门约 40cm 可见一处环形溃疡。病理示结肠黏膜显急性及慢性炎，部分腺体呈腺瘤样增生。予甲泼尼龙 32mg qd，环磷酰胺 0.4g 静点 1 次/周（累计 1.4g），促胃肠动力药及肠内外营养支持治疗，病情平稳出院。

病例 27-2：患者男性，42 岁。因"双手指遇冷变白、变紫，皮肤变黑 4 年"于 2006 年 2 月 7 日入院。患者 2002 年开始双手指遇冷变白、变紫，全身皮肤变黑。伴双手近端指间关节肿痛，无晨僵。伴双下肢近端肌痛，双上肢上举无力。2003 年 8 月查 ANA（+）斑点型 1：640 ~ 1：1280，抗 RNP（+）1：64，抗 ds-DNA、ACA、抗 Jo-1、抗 Scl-70 抗体（-）；肌酸激酶 437U/L；肌电图示肌源性损害可能性大。诊为"皮肌炎"，予泼尼松 50mg qd、甲氨蝶呤 15mg 1 次/周、阿司匹林 75mg qd 治疗，症状改善。泼尼松逐渐减量，至 2004 年 2 月自行停药。之后间断关节、肌肉疼痛，前胸、颜面部散在红色斑丘疹，疹退后遗留色素脱失。2005 年开始双手指、胸腹部皮肤变硬、变薄。2006 年 1 月出现双手指端变黑，伴疼痛、肿胀。入院前 1 周开始甲泼尼龙 80mg/d 静点，环磷酰胺 0.4g 静点 1 次/周，共 2 次，症状仍逐渐加重。

既往史：无特殊。

体格检查：脉搏 84 次/分，血压 100/60mmHg，体型消瘦，全身皮肤黝黑，散布色素脱失，双手指、手背皮肤变硬，近端指间关节肿痛，双手第 2～4 指指端坏疽，双足肿胀，足趾皮肤变紫，面部皮肤光滑紧绷，鼻翼变薄，嘴唇变薄，胸腹部皮肤变薄变硬，颜面、四肢近端可见紫癜样皮疹，心肺腹（－），双侧桡动脉、足背动脉搏动正常，四肢肌肉轻度萎缩，肌力正常。

诊治经过：予甲泼尼龙冲击治疗（1g/d×3d），继之琥珀酸氢化可的松 300mg/d 静点，并予环磷酰胺 1.0g 冲击治疗，同时予抗血小板、抗凝、扩血管治疗。入院 2 周后出现便血，排暗红色血便共约 1500ml，伴心悸、冷汗、血压降低，血红蛋白从 129g/L 降至 60g/L。胃镜检查（－），小肠镜：从回盲瓣开始约 80cm 小肠弥漫充血和水肿，可见节段性环行表浅线状溃疡，未见活动性出血和肠腔狭窄。病理示（回肠末端）小肠黏膜显慢性炎。停用抗血小板、抗凝、扩血管治疗，予禁食、抑酸、止血、输血及补液治疗，便血逐渐停止，血红蛋白稳定于 110g/L 左右。泼尼松逐渐减量至 30mg qd，环磷酰胺 0.2g 静点 1 次/周，病情平稳出院。

分析与讨论

系统性硬化症是一种慢性多系统受累疾病，主要表现为结缔组织在皮肤真皮层内增生造成皮肤肿胀，继而变厚变硬最终萎缩，还常常累及血管、肺、消化道、肾、心等多个内脏。其中胃肠道受累是常见病变之一，约 70% 系统性硬化症患者可出现消化道症状或检查发现存在消化道异常，几乎全胃肠道均可受累。10%～75% 患者可以出现反流性食管炎，并可导致出血、溃疡和狭窄等病变。小肠受累见于 17%～57% 患者，常表现为蠕动减弱，重者出现假性肠梗阻，也可表现为小肠吸收不良。结肠和直肠受累则常出现广口憩室、顽固性便秘或大便失禁。肠道（包括小肠、结肠）溃疡少见，国内外文献仅有个例报道。上述两例患者即为系统性硬化症并发肠道溃疡。

分析引起系统性硬化症患者出现肠道溃疡可能的原因包括：①血管病变：系统性硬化组织纤维化和血管病变不仅见于皮肤，也见于内脏。微小动脉和小动脉内皮细胞增生、血管腔变窄以及血管壁纤维素样坏死均可能导致肠壁缺血，进而引起溃疡；②粪性溃疡：顽固性便秘可能导致粪石形成，压迫肠壁出现溃疡病变，重者甚至出现消化道大出血，例如病例27-2；③其他因素：如治疗过程中药物不良反应、合并肿瘤等。上述两例系统性硬化患者病情均活动，均有明显雷诺现象，病例27-1合并结肠散在环形溃疡，病例27-2合并回肠多发环行溃疡，经积极治疗原发病后患者病情均获得缓解，考虑其肠道溃疡发生最大可能与血管病变有关。

系统性硬化症合并肠道溃疡的治疗以原发病（即激素和免疫抑制剂）治疗为主，根据不同病因可同时辅以扩血管、抗血小板聚集、促进胃肠动力等对症治疗。大多数肠道溃疡患者临床症状隐匿，可能通过内镜检查而意外发现，但也有部分肠道溃疡患者表现为消化道出血，甚至危及生命，如病例27-2。因此治疗过程中尚需密切观察，警惕消化道出血发生。临床医师应提高对本病的认识，早期发现，早期治疗，有利于改善预后。

（沈　敏　李梦涛）

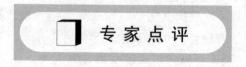

专家点评

李梦涛医师：系统性硬化症（SSc）得到风湿科医师的

重视，往往是关注 SSc 导致的心肺并发症（主要是肺间质病变和肺动脉高压）。事实上 SSc 作为弥漫性结缔组织病，多系统损伤包括胃肠道受累并不少见。SSc 患者主诉反酸、嗳气十分常见，临床医师也自然而然会考虑到反流性食管炎（GERD）；我院资料显示有反流症状的 SSc 患者比例高达 62.5%，而最终确诊 GERD 的患病率可达 43.9%。但胃肠道受累的少见表现如提示小肠功能不全的腹胀、腹泻等，风湿科医师多不熟悉，或仅停留在对症状的识别层面。本文笔者正是细致地抓住了 2 个病例在胃肠道方面的特殊之处：病例 27-1 SSc 患者因腹痛曾于外院行肠镜提示"克罗恩病"，但一元论的观点质疑该诊断；病例 27-2 SSc 患者在治疗指端坏疽过程中出现下消化道出血，明确出血的病因成为主要矛盾。进一步积极完善胃肠道的检查，包括 CT 肠道重建、结肠镜乃至小肠镜等，最终明确了罕见的 SSc 肠道缺血性病变的诊断——结肠环形溃疡，实是难能可贵！值得大家借鉴的是，临床中应有"知其然，知其所以然"的态度：对患者而言，即使确诊的是亚临床型的结肠溃疡，在治疗 SSc 基础病的同时，警惕溃疡即会降低消化道出血的风险；对医师而言，经历这样的两个病例将会使我们更全面地看待 SSc 胃肠道受累，在今后更重视 SSc 胃肠评估。当然，如何最终降低 SSc 胃肠道损伤的患病率？如何更好地改善 SSc 患者的预后并提高其生活质量？这将是我们的不懈追求！

第28例 雷诺现象－皮肤变硬－头痛

病历摘要

患者女性，42岁。因"双手遇冷变白2年，皮肤变硬1年，头痛1个半月"于2010年5月31日入院。

患者2年前出现双手指端遇冷变白变紫变红伴疼痛，保暖可缓解，冬季症状加重。伴双膝、肘关节疼痛，无肿胀、晨僵，伴轻度反酸、胃灼热、食欲减退，偶有进食后呕吐胃内容物，无吞咽困难。1年前开始出现面部及手背、前臂皮肤紧绷变硬，并逐渐出现乏力、消瘦，症状持续加重。2个月前恶心、呕吐加重，外院胃镜检查示"浅表性胃炎、溃疡、糜烂（具体不详）"。1个半月前突发头痛，血压最高180/135mmHg，至我院门诊查抗核抗体（ANA）（＋）斑点型1∶1280，抗ds-DNA抗体（－），抗可提取性核抗原抗体（ENA）：抗RNP抗体（＋），抗SSA抗体（＋），抗Ro-52抗体（＋），余（－）；抗Scl-70（－）；血红细胞沉降率（ESR）84mm/1h；血红蛋白114g/L，血肌酐137μmol/L；超声心动图：轻度肺动脉高压（肺动脉收缩压55mmHg）；肺功能：总一氧化碳弥散率占预计值55%；胸部高分辨CT：双肺下叶少许磨玻璃影。予泼尼松40mg每日1次，复方环磷酰胺2片（100mg）每日1次，卡托普利12.5mg每8小时1次，缓释硝苯地平30mg每12小时1次，血压降至145/95mmHg，头痛略缓解，但恶心、呕吐、反酸、胃灼热、食欲减退仍加重，并出现活动后气短，只能上一层楼，尿量较前减少（具体不清），无水肿、夜间憋醒。5天前门诊复查血肌酐升高至267μmol/L，血红蛋白降至76g/L，遂停复方环磷酰胺及卡托普利，收治入院。病程2年体重下降10余公斤，近1个月体重下降5kg。

既往史：2007年因多食善饥、心悸诊为"甲亢"，服中药好转。对青霉素过敏。

个人史、月经婚育史及家族史：无特殊。

体格检查：体温36.5℃，脉搏109次/分，呼吸20次/分，血压139/83mmHg。体重指数15.6kg/m²，神清，浅表淋巴结未及明显增大，肤色黑，手背、前臂及面部皮肤增厚变硬，有蜡样光泽，鼻翼变薄，口周可见放射纹，无硬指、指端溃疡。心率109次/分，律齐，$P_2 > A_2$，肺动脉瓣听诊区可闻及2/6级收缩期杂音。肺（－）。腹平软，全腹无压痛，肝肋下1cm可扪及，质软、缘锐、光滑、无触痛，脾肋下未及，移动性浊音（－），肠鸣音正常。双手指末端皮温较低，关节（－），双下肢不肿。

诊治经过：入院后查血常规：白细胞3.2×10^9/L，血红蛋白57g/L，血小板115×10^9/L，网织红0.58%。血涂片（－）。尿常规：白细胞7×10^7/L，亚硝酸盐阳性。肝功能正常。肾功能：肌酐408μmol/L，尿素氮33.3mmol/L，K^+ 3.3mmol/L，总二氧化碳结合力（TCO_2）14.2mmol/L。肌酐清除率15ml/min。血气分析：pH 7.47，$PaCO_2$ 18mmHg，PaO_2 119mmHg，HCO_3^- 13.1mmol/L。ESR > 140mm/1h，C反应蛋白101mg/L（↑），IgM 0.2g/L，IgG和IgA正常。甲状腺功能符合甲状腺功能低减。抗甲状腺球蛋白抗体和抗髓过氧化物酶抗体阳性。眼底：高血压眼底改变。胃镜：反流性食管炎及浅表性胃炎，胆汁反流。超声心动图：中度肺动脉高压（肺动脉收缩压64mmHg），射血分数64%。胸部高分辨CT：原双肺下叶磨玻璃样影较前好转、消失。腹部B超：脾大，双肾弥漫病变。双肾动脉彩超（－）。

入院后将泼尼松减量至 35mg 每日 1 次，停复方环磷酰胺，予缓释硝苯地平控制血压。入院后次日下午患者出现畏寒、发热，体温 38.5℃，全天尿量 900ml，仍有头痛，恶心呕吐明显，食欲减退。复查血压 135/80mmHg，肌酐升至 460μmol/L，尿素氮升至 34.78mmol/L，血小板逐渐减少至 $72×10^9/L$。考虑硬皮病肾危象（SRC），加用卡托普利，从 12.5mg 每 8 小时 1 次开始逐渐加量，加用拜阿司匹林 0.1g 每日 1 次、低分子肝素（根据肾功能调节剂量），泼尼松逐渐减量。针对发热加用头孢曲松抗感染，2 天后血培养及清洁中段尿培养回报：大肠埃希菌，遂换用美罗培南抗感染。同时给予慢性肾功能不全非透析治疗、输血、营养支持等。患者体温恢复正常，卡托普利最大量至 43.75mg 每 8 小时 1 次，血压控制在（110～120）/（70～80）mmHg，复查肌酐逐步降至 220μmol/L，尿素氮降至 12.5mmol/L，TCO_2 20.3mmol/L，血红蛋白升至 95g/L。

随诊：出院 2 个月后病情平稳，泼尼松 7.5mg 每日 1 次，卡托普利减至 25mg 每 8 小时 1 次。复查血红蛋白 90g/L，肌酐 230μmol/L，尿素氮 17.9mmol/L，ESR 36mm/1h，C 反应蛋白 14.7mg/L。超声心动图：轻度肺动脉高压（肺动脉收缩压 49mmHg）。继续随访过程中。

最终诊断：系统性硬化症（硬皮病肾危象、肺间质病、肺动脉高压），大肠埃希菌败血症，桥本甲状腺炎。

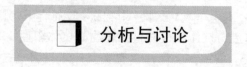

分析与讨论

该患者为中年女性，病程 2 年，双手掌指关节近端皮肤增厚、变紧变硬，并雷诺现象、肺间质病、肺动脉高压、食管功能障碍，ANA 及抗 Scl-70 阳性，根据 1980 年美国风湿病学会制订的分类标准，符合系统性硬化症的诊断。患者初次就诊时考虑到病情活动，并有肺、心、肾、消化道等多脏器受累，因此给予中等量激素和免疫抑制剂（环磷酰胺）治疗，同时因为患者有头痛、恶心呕吐、血压明显升高等急进性高血压表现，伴轻度血肌酐升高，需高度警惕 SRC，因此积极加用了血管紧张素转换酶抑制剂（ACEI），另外还加用了钙离子拮抗剂以控制血压。但患者在此后的 4 周病情仍在进展，头痛持续，恶心、呕吐加重，血压控制不理想，尿量减少，复查发现血肌酐显著升高，血红蛋白下降。结合病史入院时考虑患者出现急性肾功能不全的原因可能如下。

1. SRC　SRC 是风湿免疫病急症，常见于系统性硬化症弥漫皮肤型，主要表现为急性肾功能不全、急进性高血压和微血管病性溶血性贫血。在 ACEI 问世之前，SRC 是系统性硬化症的主要死亡原因。本例患者属弥漫皮肤型，出现急性肾功能不全和急进性高血压，应高度怀疑 SRC。但患者在原发病和 ACEI 治疗过程中肾功能仍在持续恶化，尚需除外其他可能导致急性肾功能不全的原因，例如因恶心呕吐、食欲减退导致的低血容量，药物副作用等。另外，患者在入院后较短时间内就出现了血红蛋白和血小板减少，伴发热、肾功能不全和神经系统症状，应注意除外微血管病性溶血性贫血，应查血涂片注意有无破碎红细胞。

2. 药物副作用　患者在应用 ACEI 和环磷酰胺的过程中出现肌酐进行性升高，此两种药物均可能出现肾功能不全的副作用。我们及时停用了环磷酰胺。但关于 ACEI 的应用，如果没有肾动脉狭窄等绝对禁忌，对于 SRC 而言，即使是已经出现肾功能不全仍需坚持应用。

3. 恶性高血压　患者没有高血压病史，突然出现的血压急剧上升应更多考虑与硬皮病原发病有关。

4. **低血容量** 患者较长时间恶心、呕吐、进食少，可能出现肾前性血容量不足而导致肾功能不全。低血容量可能在患者病情变化中产生了部分影响，但无法解释患者病情全貌。入院后应监测 24 小时出入量，注意补充入量，纠正肾前性因素的影响。

经过入院初期的检查与治疗反应的观察，发现患者双肾动脉正常，经停用环磷酰胺、补充入量后肾功能仍在进展，依据其临床表现应诊断 SRC。因此，我们在严密监测血肌酐变化的前提下果断地再次加用 ACEI，并快速加量至最大可耐受剂量，同时辅以钙离子通道阻断剂以达到良好控制血压的目的。糖皮质激素在系统性硬化症患者应用是否能诱发 SRC 尚存争议。60% 患者在发生 SRC 之前应用了糖皮质激素，但绝大多数应用糖皮质激素的患者是那些早期弥漫性系统性硬化患者，同样这些人群也是发生 SRC 的高危人群。考虑到本例患者目前以 SRC 为主要矛盾，合并败血症，因此将激素逐渐减量至最小剂量，并积极抗感染治疗。另一方面，尽管血涂片未见破碎红细胞而缺乏微血管病性溶血性贫血的充足证据，但针对可能的微血管病性溶血性贫血我们仍加用了预防剂量低分子肝素。经过上述积极治疗，患者肾功能得到了最大程度的恢复。

系统性硬化症除皮肤受累之外，可以出现心、肺、肾、消化道等各个内脏器官损害，其中以肾脏受累尤为重要。系统性硬化症肾脏受累最早在 19 世纪中期开始被关注，1952 年开始正式提出 SRC。SRC 在系统性硬化症的发生率 4%~6%，常发生在出现皮肤变硬表现的前三年。典型的 SRC 很少出现蛋白尿和血尿，这一点可以与急进性肾小球肾炎相鉴别，本例患者正是如此。

SRC 的发病机制并不清楚，但多数认为与肾血管内膜增生、血管活性增加、皮质血流减少和肾素－血管紧张素－醛固酮系统（RAAS）活化有关。而肾素－醛固酮介导的恶性高血压又进一步加重 SRC 的系统表现。因此，SRC 最重要的治疗就是积极应用 ACEI 以阻断 RAAS 系统，即使在肾功能不全时仍然需要应用 ACEI，这已经达成共识。ACEI 的应用将 SRC 的 1 年病死率从 76% 降至 15%。部分需要透析的 SRC 患者如果坚持应用 ACEI，甚至可能最终停透。血管紧张素受体拮抗剂在 SRC 中的作用尚不明确。

　　SRC 可能是系统性硬化症的首发表现。对于已经明确诊断的患者，尚需与低血容量、肾动脉狭窄等因素、药物副作用等鉴别，这在系统性硬化症患者病程的任何时候都应该关注，并且注意很多时候并不是单一因素影响，需要不断观察并调整。SRC 也可能出现不典型表现，例如部分患者可能血压正常。对于系统性硬化症患者来说，日常血压监测对于早期发现 SRC 至关重要。临床医师应提高对本病的认识，早期发现和早期积极应用 ACEI 是改善 SRC 预后的关键。

（唐博謇　沈　敏）

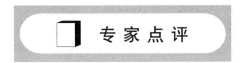

专 家 点 评

　　曾学军医师：和其他系统性结缔组织疾病一样，系统性硬化症可以累及不同器官，患者可因不同的临床表现求治。尽管该病不是一个常见的疾病，但通过对本例患者临床诊治过程的回顾，有利于加深医师对该病的了解、提高对其重要器官损害的警觉，可以帮助不同学科的医师早期发现问题，转诊给风湿免疫科医师，有可能使得患者最快地得到准确有效的治疗。

　　1. 对系统性硬化症患者而言，无论在哪个专科就诊，关注血压、尿常规和肾功能变化至关重要。

本患者的疾病发展展示了一个经典的进行性系统性硬化、肾危象的过程。从雷诺现象起病到出现皮肤改变仅 1 年多的时间，同时出现明显的临床症状。如果意识到这是一个系统性硬化症患者，这样的皮肤表现需引起临床医师的重视，应该特别关注患者内脏受损的表现，如血压、尿常规和肾功能变化。

恶心、呕吐是一个常见的消化道症状，但在病程较短的系统性硬化症患者，很少因为消化道受累出现急性症状。因此，此时需高度警惕患者出现了肾脏的受累、甚至是急性肾功能衰竭，同样，关注血压、尿常规和肾功能变化将会有助于发现肾危象的征兆。

2. 对于系统性硬化症肾危象患者，专科治疗的成功与否不仅是相关药物的应用，更重要的是药物治疗的时机、效果的密切观察和治疗的及时调整。

对于风湿科医师而言，认识系统性硬化症肾危象的危害、掌握 ACEI 类药物在其救治中的重要作用、了解泼尼松治疗或其他因素（药物、容量等）可能促发肾危象的发生和恶化，在医疗实践中不断体会治疗（泼尼松和 ACEI 等）的双刃剑作用，密切观察治疗反应和药物不良反应等至关重要。本例患者接受专科治疗后病情进一步恶化，其中可能的原因值得读者认真揣摩，大家可以"设身处地"地设想如果是自己，是否会给以患者相同或不同的处理，从而检验自己在处理这类患者时的能力和技巧。

患者来到我院时还合并了明确的感染，临床医师仍是使用患者在院外接受过的治疗——巧用"双刃剑"，"庖丁解牛"，最终获得较好的疗效。本例患者的分析讨论过程较为准确地反映了临床医师在救治过程中的思考，从中可以看到医师对于病情的细微观察和对于关键药物（激素和 ACEI 等）应用的轻重拿捏，其中的诸多体会值得借鉴。

第29例 脓血便-发热-下肢疼痛

病历摘要

患者女性，30岁。因"反复脓血便7年，间断发热伴双下肢疼痛2年"于2010年4月29日入院。

患者7年前无诱因出现腹泻，脓血便，约10次/日，量不多，外院多次行结肠镜示"全结肠弥漫性充血性水肿糜烂，针尖样溃疡"，结肠黏膜活检病理可见"隐窝脓肿"，予泼尼松50mg qd及柳氮磺胺吡啶3g/d治疗，泼尼松逐渐减量至5~10mg qd，症状可控制，但每年复发加重1~2次。2年前出现低热，伴双下肢疼痛、乏力、间歇性跛行、双踝关节肿痛，下肢血管彩超示"大动脉内膜连续弥漫性增厚"，加用泼尼松40mg qd及硫唑嘌呤50mg qd治疗后症状好转。泼尼松渐减至20天前停药，并停用硫唑嘌呤，之后再次出现发热，双下肢疼痛、乏力及解脓血便。病程中无明显口腔溃疡、光过敏、口眼干、雷诺现象，体重下降约10kg。

既往史：无特殊。

入院查体：体温37.7℃，四肢血压左右对称，贫血貌，外踝上方1cm×0.8cm大小痛性结节，心肺（-），腹主动脉及左股动脉区可闻及2/6级吹风样杂音，右足背动脉搏动弱。

诊治经过：血常规：白细胞正常，血红蛋白（Hb）66~

77g/L，血小板（PLT）（584～700）×10^9/L；便常规：白细胞大量/HP，红细胞大量/HP，潜血（＋）；补体：CH50 56.6U/ml（26～55U/ml），C3、C4 正常；IgG 20.30g/L（7～17g/L），IgM 3.82g/L（0.6～2.5g/L），IgA 正常；血红细胞沉降率（ESR）123mm/1h；C 反应蛋白（CRP）78.3mg/L（0～8mg/L）；抗核抗体（ANA）（＋）斑点核仁型 1：320～1：640，抗双链 DNA 抗体、抗可提取性核抗原抗体（ENA）（－），抗中性粒细胞胞浆抗体（ANCA）（＋）P 1：20，髓过氧化物酶（－）；狼疮抗凝物（LA）55.8s；抗心磷脂抗体（ACL）、抗 β$_2$ 糖蛋白 1、HLA-B5 抗体（－）；超声心动图（－）；血管彩超：双颈总及颈外动脉起始段管壁弥漫性增厚；双股总动脉、股浅动脉、股深动脉、腘动脉、胫前动脉、胫后动脉管壁略增厚；大隐静脉血栓；下肢静脉（－）。CTA：主动脉弓、无名动脉、锁骨下动脉、颈总动脉、颈内外动脉、腹腔干开口以下腹主动脉、肠系膜上动脉、肾动脉近段管壁弥漫增厚；股深浅动脉、腘动脉管腔纤细，左腓动脉近端部分管腔闭塞；冠脉（－）。CTV：下腔静脉部分管壁增厚。结肠镜：全结肠短缩，结肠袋消失，铅管样变，黏膜弥漫充血水肿，符合溃疡性结肠炎（UC）（全结肠型、慢性复发型、直肠、乙结肠病变活动）。病理：结肠（回肠末端、直肠）炎性渗出物、肉芽组织及结肠黏膜显急性及慢性炎，部分腺体增生伴淋巴组织高度增生。皮下结节活检病理：中动脉壁中膜见肉芽肿改变，内膜增厚，管腔狭窄，管壁有炎细胞及巨细胞浸润，符合动脉炎改变。诊断大动脉炎合并溃疡性结肠炎。予甲泼尼龙 40mg qd 静点及环磷酰胺 0.2g qod 静推，患者未再发热，脓血便及双下肢疼痛症状好转。复查：Hb 上升至 98g/L，ESR 及 CRP 正常。住院第 3 周某日夜间，患者排便后突发剧烈搏动性头痛，发作时血压升高，予降压、镇痛治疗可缓解，此后反复多次发作。腰椎穿刺：脑脊液压力及检查正常；头颅

MRI＋增强（－），MRA：左颈内动脉 C_1 段类串珠样改变（图29-1）。神经科会诊考虑可逆性血管收缩综合征，加用尼莫同及托吡酯治疗。患者血压控制平稳，未再发作头痛，病情好转出院。

最终诊断：大动脉炎，溃疡性结肠炎（全结肠型、慢性复发型，直、乙结肠病变活动）。

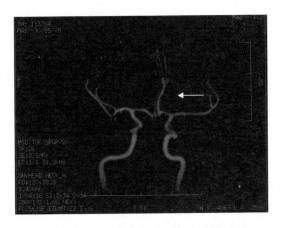

图29-1 患者女性，30岁。大动脉炎合并溃疡性结肠炎，反复发作剧烈性搏动性头痛。头部 MRA：左颈内动脉 C_1 段类串珠样改变（箭头所示）

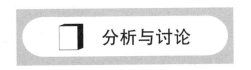

分析与讨论

患者为青年女性，有下肢疼痛、乏力、间歇性跛行，腹部可闻血管杂音，血管彩超和 CTA 提示主动脉及其一级分支多

发管壁弥漫增厚，皮下结节病理也符合动脉炎改变，根据 1990
年美国风湿病学会的分类标准大动脉炎诊断明确。另一方面，
结合患者病史、结肠镜检查结果，溃疡性结肠炎诊断也可明
确。因此考虑本例患者最终诊断为大动脉炎合并溃疡性结
肠炎。

　　大动脉炎合并溃疡性结肠炎实属罕见，文献以个例报道为
主，发病机制尚不清楚，可能与以下原因有关：①基因基础：
文献报道可能与 HLA-A2、A24、B52、DR2 等相关；②分子模拟
作用：某些细菌可能通过模拟自身抗原而诱发自身免疫疾病，
受累器官可能同时包括动脉管壁和结肠黏膜；③细胞因子：可
能与 IL-6、IL-18 作用有关。

　　辅助检查发现本例患者多种血清学抗体阳性，包括 ANA、
p-ANCA 及 LA。文献报道大动脉炎可以出现 ANA 阳性，而溃疡
性结肠炎也可以出现多种自身抗体阳性，包括 ACL、LA、
ANCA，其中 ACL、LA 可能与溃疡性结肠炎的血栓现象有关，
这也能解释本例患者所出现的大隐静脉血栓。当然，患者尚年
轻，并有多种自身抗体阳性，在治疗过程中尚需密切随诊，警
惕可能发展为其他结缔组织病，如系统性红斑狼疮。

　　本例患者在住院期间出现反复发作性剧烈头痛，尽管未经
活检证实，但并无其他引起头痛的基础病，MRA 表现为动脉串
珠样改变，符合血管炎改变，并且针对大动脉炎原发病的治疗
有效，因此考虑大动脉炎颅内血管受累明确。大动脉炎并颅内
血管炎鲜有报道，如能早期正确诊断并积极治疗，能较大程度
改善预后。

　　大动脉炎的预后主要取决于有无高血压及脏器缺血程度。
本例患者全身受累血管广泛，尤其有重要部位动脉（如颅内动
脉、肾动脉）受累，提示预后差，目前炎症指标高，病情活动，
应积极治疗。

大动脉炎合并溃疡性结肠炎少见，大动脉炎出现颅内血管受累也不多见，常常因病情复杂而延误诊治，对其发病机制、病理生理过程、预后和合适的治疗方案尚需进一步研究。临床医师应提高对本病的认识，早期诊断、积极治疗以改善预后。

（白鹏宇 沈 敏）

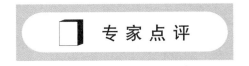

专 家 点 评

冷晓梅 医师：此患者病情跌宕起伏，而经治医师却以细腻的临床观察、丰富的临床经验和缜密的临床思维一步步理清了思路，将这一复杂的溃疡性结肠炎合并大动脉炎以及罕见的大动脉炎累及颅内血管的患者的诊断确立下来，并给予了很有效的治疗。读来感觉一气呵成、淋漓尽致。具体有两点体会：

1. 病理永远是临床诊断的金标准 此患者溃疡性结肠炎已在7年前获得了病理诊断，故已无悬念，但在患者又并发了血管病变时，尤其是当血管病变并非溃疡性结肠炎常见的并发表现时，我们再次重复了结肠镜，再次用病理证实了原先的诊断并对疾病活动性有了最新的评估。其次，当UC患者出现了血管受累时，尽管血管的影像学已非常典型，但对于如此少见的情况，我们仍希望通过病理来进一步证实。结果皮肤结节的活检给了我们铁证。这样UC合并大动脉炎（TA）水落石出。

2. 对患者细致的临床观察非常重要 当此患者确立了UC合并TA的诊断后，似乎诊断任务已大功告成，但患者又出现了发作性的剧烈头痛，经治医师敏锐地捕捉到了这样特殊的临床表现并不放过这一细节，继续深究，通过头颅 MRA 发现了左颈内动脉 C_1 段类串珠样改变，使我们认识到 TA 亦可少见地累及颅内血管这一事实，给了我们临床医师一个新的认识。因此，我们常说"患者是医师最好的老师"，而医师必须做到不放过临床的细节，并以严谨的态度面对患者病情的细微变化才能真正不断地成长。

第30例 多发黏膜溃疡-咯血-发热-肺内团块空洞

病历摘要

患者男性，43岁。因"咯血25天，加重伴发热、关节痛20天"于2011年11月17日入院。

患者2011年10月23日无明显诱因出现咽部不适，少量咳嗽，偶有白色痰液中带血丝。5天后晨起时左膝关节痛，否认关节肿胀，活动后可稍缓解，后渐加剧至不能行走，次日疼痛自行减轻。8天后当地医院查胸片提示"双肺斑片影"，胸部CT示"双肺多发大小不一片状实变影及磨玻璃影，大部分沿支气管树分布"（图30-1）。予抗感染（具体不详）无效，咳嗽、咯血加重，咯暗红色血块，渐出现咯鲜血，每天50~100ml，夜间无法入睡。伴夜间低热，体温37.5~38℃，无畏寒、寒战；口腔多发痛性溃疡，累及牙龈、上腭、咽喉，张口受限，否认外阴溃疡；多关节疼痛，累及双膝、踝、髋、肩关节，无关节红肿；右侧腹部、股部散在红色斑丘疹，瘙痒，双手掌面指间散在暗紫色粟粒样皮疹，质硬，压之不褪色；尿呈深茶色，泡沫增多，无少尿、夜尿增多。尿常规：红细胞（RBC）$28 \times 10^6/L$，白细胞（WBC）30个/μl，pH 5.5；尿沉渣：RBC $63 \times 10^6/L$，多形性RBC 94%；血常规：Hb 143g/L，嗜酸性粒细胞（EOS）$1.1 \times 10^9/L$（↑）；血总蛋白86.4g/L（↓），球蛋白44.7g/L（↑），白/球比值0.9（↓），总胆红素24.1μmol/L（↑），直接胆红素 6.75μmol/L（↑），天冬氨酸转氨酶（AST）46U/L（↑），乳酸脱氢酶（LDH）231.5U/L（↑）；抗核抗体（ANA）（－），（胞浆型）抗中性粒细胞胞浆抗体（c-ANCA）（＋）1：10，PR3-ANCA＞200.0RU/ml；左膝关节 MRI 示"退行性改变，关节腔少量积液"。支气管镜检查"左舌叶支气管管腔开口见活动性鲜血涌出"，予两次肾上腺素止血。后患者咯血症状减轻，渐转为痰中带血块，低热及关节疼痛缓解不明显。11 月 15 日就诊于我院免疫科门诊，考虑诊断"肉芽肿性多血管炎（GPA）"，予泼尼松 60mg 口服，仍频繁咳嗽，影响睡眠，咯血减轻为痰中带暗红色血块，乏力、活动后憋气明显，关节痛缓解，口腔溃疡减轻；躯干、四肢皮疹颜色渐浅；未再发热。体重下降 2kg。

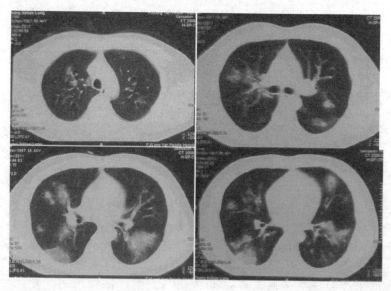

图 30-1　胸部 CT 示双肺多发大小不一片状实变影及磨玻璃影，大部分沿支气管树分布

入院查体：T 37.1℃，P 65 次/分，R 16 次/分，BP 118/70mmHg。右侧腹部散在陈旧色斑，双手掌面指间散在暗紫色粟粒样小丘疹，质硬，无压痛，右侧颊黏膜可见溃疡一处，直径约6mm，较深，色红，各关节无红肿、压痛、活动受限。双肺未闻及明确干湿啰音，心律齐，腹软无压痛，双下肢不肿。

辅助检查：血常规：WBC 12.12×10^9/L，EOS 0.19×10^9/L，Hb 113g/L，PLT 323×10^9/L；尿常规：蛋白 0.3g/L，潜血 200cells/μl；24 小时尿蛋白 0.40g；便常规＋潜血（－）；肝肾功能正常；免疫球蛋白正常；痰涂片可见革兰阳性球菌，偶见革兰阴性杆菌，未见菌丝及孢子；痰培养：苯唑西林敏感金黄色葡萄球菌；血红细胞沉降率（ESR）56mm/1h；ANA（＋）S 1：80，c-ANCA（＋）1：160，PR3-ANCA＞200RU/ml，MPO-ANCA（－）；抗心磷脂抗体、抗 β_2-GP1 及抗可提取性核抗原抗体（ENA）（－）；心脏超声、腹部超声未见异常；胸部 CT：双肺弥漫磨玻璃样淡片影，边缘模糊，内可见支气管充气影及网格样改变（图30-2）；肺动脉 CT 成像（CTPA）未见明显异常。患者入院后出现声嘶、耳鸣，耳鼻喉科查：声带表面可见纤维素样渗出，双侧声带突可见溃疡形成，听力检查示双耳高频听力下降，考虑喉炎声带突溃疡（双），感音神经性耳聋（双）。

诊断 GPA 并弥漫肺泡出血明确，予泼尼松龙75mg qd 口服，CTX 0.2g qod 静脉注射，11 月 19 日起予甲泼尼龙1g qd×3 天静脉输液冲击治疗，并给予甲硝唑 0.915g q12h 及头孢呋辛 1.5g q12h 静脉输液抗感染，11 月 25 日停用抗生素。患者咳嗽、咳痰、咯血症状消失，咽痛、声嘶好转。11 月 27 日出现高热，体温最高 38.6℃，再次予甲硝唑 0.915g q12h 及头孢呋辛 1.5g q12h 静脉输液，体温逐渐降至正常。12 月 6 日复查胸部 CT：右上肺新见团块状实变影，内部可见空洞及支气管充气征，双肺弥漫磨玻璃样淡片状影，较前明显吸收（图30-

3)。考虑治疗后肺部出血明显吸收，但短时间内出现右上肺新发结节，因此感染可能性大，GPA 原发病所致也不能除外，应行穿刺活检明确性质。因介入科考虑右上肺结节较小，局部血供比较丰富，穿刺可能会引起大出血，故未能行肺内团块穿刺活检。予加用伏立康唑 0.2g q12h 口服抗感染治疗，同时激素逐渐减量。12 月 20 日复查胸部 CT：右上肺团块减小，双肺磨玻璃影明显吸收。

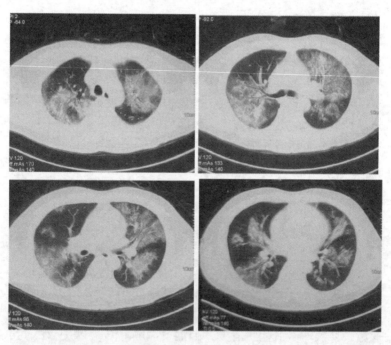

图 30-2　胸部 CT 示双肺弥漫磨玻璃样淡片影，边缘模糊，内可见支气管充气影及网格样改变

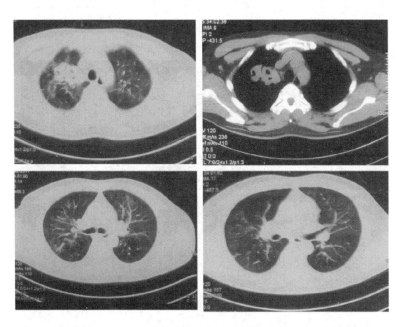

图 30-3 胸部 CT 示右上肺新见团块状实变影，大小约 2.9cm×5.8cm，内部可见空洞及支气管充气征，双肺弥漫磨玻璃样淡片状影，较前明显吸收

随诊： 患者出院后继续口服激素、环磷酰胺治疗 GPA，并口服伏立康唑治疗肺部真菌感染。2012 年 1 月 27 日复查胸部 CT：右肺上叶结节较前缩小，右肺下叶新出现数个不规则小结节影，继续口服伏立康唑抗感染治疗至 12 周，复查胸部 CT：右上肺结节索条影较前缩小，右下肺结节影较前减少（图 30-4）。因患者需长期服用激素及免疫抑制剂治疗 GPA，建议患者长期口服伊曲康唑口服液治疗肺部真菌感染。随访至 10 个月时病情稳定，肺内结节缩小呈索条影。

最终诊断：肉芽肿性多血管炎（GPA），弥漫肺泡出血，肺部真菌感染可能性大。

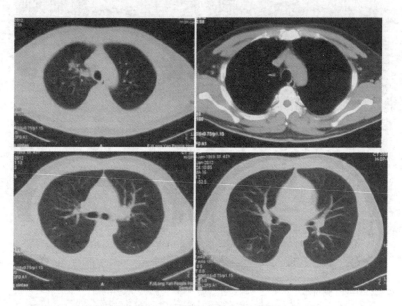

图 32-4　复查胸部 CT 见右上肺结节索条影、较前缩小

分析与讨论

GPA 曾称韦格纳肉芽肿（WG），是一种病因不明、以坏死性肉芽肿性小血管炎为特征的全身性疾病，其病理以小血管壁的炎症为特征，临床表现复杂多样，主要累及上、下呼吸道和

肾脏，还可累及关节、眼、皮肤、心脏及神经系统等。早期诊断困难，误诊率高，一旦延误诊断，预后其差。张国华等总结了北京协和医院收治的100例GPA患者的临床特点，男女比例1.04:1，发病年龄4~72岁，中位年龄42岁，与国外文献的报道一致。其中下呼吸道（86%）、肺脏（82%）和肾脏（70%）受累最常见，眼受累（53%）亦不少见，而肥厚性硬脑膜炎（3%）、腮腺肿大（2%）及肾动脉瘤（1%）的发病率高于报道。

GPA的诊断主要依据典型的临床表现、坏死性肉芽肿性炎症及小血管炎的组织病理学证据，同时除外感染及肿瘤等疾病。组织活检标本中典型的三联征具有诊断意义，但不常见。Harman和Margo总结的GPA病理三联征，出现任意2项及2项以上者可确诊。由于活检部位局限、取材组织小、单部位单次活检等因素常导致阴性结果。在没有特征性较强的病理改变时，应结合其他临床特点而做出诊断。尤其是血清ANCA的检测，cANCA/PR3-ANCA对GPA高度特异，如二者同时阳性，特异性可提高到99%，对其诊断及判断病情活动和疾病复发有重要价值。糖皮质激素联合CTX是治疗GPA特别是伴有肺、消化道及肾脏损害对患者的首选方案，能显著改善患者的预后。

本例患者在病程第一个阶段主要表现为肺泡出血、多发黏膜溃疡和单关节炎，结合ANCA检查结果考虑GPA诊断明确，因患者加用口服大剂量糖皮质激素和CTX后肺部血管炎仍不能得到控制，所以及时给予糖皮质激素冲击治疗，原发病得到有效控制。

患者病程的第二个阶段主要是在继续治疗GPA原发病的基础上治疗不同的肺部感染。由于肺泡出血本身就是肺部混合感染的高危因素，在积极的免疫抑制治疗下，患者出现了肺部细菌、真菌混合感染。患者细菌性肺炎主要表现为发热、咳嗽、咳痰，规范的经验性抗感染治疗有效，而真菌性肺炎临床尚未出现明显的临床症状，只是在复查胸部 CT 时发现有影像学表现，考虑到患者 GPA 的病情活动经积极治疗已得到控制，趋于稳定，而积极的激素冲击和免疫抑制剂治疗本身就是机会感染（如真菌感染）的高危因素，从而临床疑诊患者并发了真菌性肺炎。

GPA 伴感染时其镜下改变有一定的特征性，即除了 GPA 典型的嗜碱性坏死、小血管炎、肉芽肿之外，还出现 GPA 很少见到的明显的大小不一的脓肿灶。因此，当出现大量中性粒细胞浸润甚至小脓肿形成时应该进行相关染色，如 PAS 染色、六胺银染色、革兰染色等查找是否存在特殊病原体，如阴性建议连续切片再染色，同时行实验室培养。遗憾的是本例患者因病情所限，未能完成活检病理检查。

本例患者的诊治过程提示，肺泡出血及曲霉菌感染是 GPA 患者中的常见死亡原因，所以一方面需加强原发病治疗，另一方面也要警惕并规范治疗曲霉菌感染，才能改善预后。

（李　菁）

专 家 点 评

张奉春医师：这是一例比较典型的肉芽肿性多血管炎（GPA）病例，突出的表现是肺部受累，表现有：①肺内多发大小不一的片状实变影；②沿支气管树分布的磨玻璃影；③在原发疾病治疗好转后右上肺出现新发结节。对于肺内的第①、②表现可以认定为 GPA 的肺内表现，合并肺泡出血。但是第③中的表现，如果认为是 GPA 所致，似乎与 GPA 好转不符，在影像学表现不能除外真菌感染的情况下行抗真菌治疗，取得疗效。但本例病人诊断真菌感染似不够充分，亦不能完全排除为 GPA 新发病灶。尽管在抗真菌感染后病情好转，但笔者认为也不能完全排除 GPA 的治疗使然。临床工作有时在无法确定诊断时可以采取排除法，针对可能性最大的疾病开始治疗。因此在实际工作中对病人的病情要密切观察，对病例仔细分析，力求得到准确的治疗。本例出现血尿、血胆红素升高且以间接血胆红素升高未做分析。

第31例 下肢水肿－夜尿增多－阴囊肿大

病历摘要

患者男性，75岁。因"双下肢水肿3个月，夜尿增多2个月，阴囊肿大1个月"入院。

患者3个月前无诱因出现双下肢可凹性水肿，利尿治疗效果不佳。2个月前出现夜尿增多至5次，无尿急、尿痛、尿流变细及中断等。1个月前出现阴囊肿胀、疼痛。外院B超显示前列腺稍增大。血管彩超：双下肢动脉硬化闭塞，左股浅动脉下段重度狭窄可能，双下肢静脉未见明显异常。2009年11月至我院查：肾功能：肌酐130μmol/L，尿素氮9.95mmol/L；尿常规（－）；总前列腺特异性抗原（PSA-T）5.7×10^{-5} g/L，游离前列腺特异性抗原（PSA-F）4.1×10^{-5} g/L；腹盆部CT示腹膜后软组织密度影包绕挤压腹主动脉及下腔静脉，腹膜后纤维化不除外（图31-1）。

既往史：糖尿病、高血压、冠心病、急性心肌梗死及支架植入术后。吸烟20支/天×50年。

入院查体：一般情况尚可，全身浅表淋巴结未触及增大，心肺（－），下腹壁水肿，全腹无压痛，肝脾肋下未触及，双肾区无叩痛，双阴囊肿大约10cm，双下肢中度可凹性水肿，双侧足背动脉未触及。直肠指诊：前列腺Ⅰ度增大，中央沟存在，质硬，左侧叶可触及一结节，约0.4cm×0.5cm大小，无触痛。

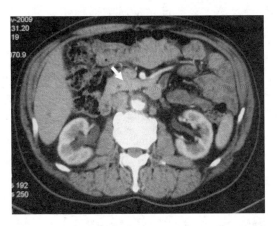

图31-1　腹部增强CT：腹膜后软组织密度影包
绕挤压腹主动脉及下腔静脉，腹膜后
纤维化不除外；双侧肾盂积水

诊治经过：血常规：白细胞4.70×10^9/L，血红蛋白103g/L，血小板151×10^9/L。尿常规：红细胞200×10^6/L，余（－）。便常规＋潜血（－）。血生化：白蛋白34g/L，肌酐136μmol/L，尿素氮8.28mmol/L，高密度脂蛋白胆固醇0.89mmol/L，其余正常。免疫球蛋白：IgM 0.51g/L。补体、C反应蛋白、类风湿因子（－）。血红细胞沉降率23mm/1h。抗核抗体（＋）胞浆型1:160；自身抗体：抗线粒体抗体（AMA）（＋）1:320，AMA-M_2 150RU/ml；抗双链DNA抗体、抗可提取性核抗原抗体、抗中性粒细胞胞浆抗体（－）。甲胎蛋白、癌胚抗原、癌抗原19-9及癌抗原242（－）。免疫固定电泳：未见单克隆球蛋白。甲状腺功能正常，甲状腺过氧化物酶抗体、甲状腺球蛋白抗体（－）；甲状腺B超：右侧甲状腺多发囊实性小结节，左侧甲状腺实性结节。心脏彩超：左心房增大，二尖瓣轻度关闭不全，升主动脉轻度增宽，老年性主动脉瓣退行性变，左室顺应性减低，射血分数55%。肺功能：阻塞性通气功能障碍。胸部CT：双下肺少许磨玻璃样密度影，双侧少量胸腔积液，少量心包积液。B超：右肾11.4cm×6.1cm×5.5cm，左肾11.6cm×6.3cm×5.5cm，右肾积水，右肾肾盂分离，宽1.4cm。核素：双肾血流灌注及功能较差，右肾盂积水，肾小球滤过率43.4ml/min（右肾20.6ml/min，左肾22.8ml/min）。骨扫描：双肩、膝关节异常所见考虑为退行性变，右肾及输尿管积水。2009年12月18日行前列腺穿刺活检，病理示前列腺腺癌。转入泌尿外科进一步治疗。

最终诊断： 前列腺癌继发腹膜后纤维化。

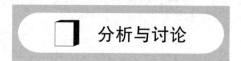

分析与讨论

腹膜后纤维化（retroperitoneal fibrosis，RPF）是以腹膜后纤维脂肪组织增生为特征的非特异性非细菌性炎症，约2/3病因不明，称为特发性RPF；另1/3常与外伤、药物、感染、肿瘤及自身免疫病等有关，称为继发性RPF。继发性RPF的病因以肿瘤为多，其中胃肠道肿瘤多见，继发于前列腺癌者报道较少，本例前列腺癌诊断明确，考虑RPF继发于前列腺癌。其发病机制可能与腹膜后丰富的结缔组织增生或肿瘤腹膜后转移相关。RPF也可继发于自身免疫疾病，本例查AMA、AMA-M2（＋），但肝功能尚正常，暂不诊断原发性胆汁性肝硬化，可随诊自身抗体及肝功能的变化。也有研究认为本病是机体对粥样斑块抗原的局部过度免疫反应所致，且动脉粥样硬化为必备条件。本例既往冠心病史十余年，是否与RPF发病相关尚需要进一步研究。

RPF主要表现为腹膜后灰白色纤维性包块，可压迫输尿管、膀胱、肾蒂、胃肠道、血管及神经等，出现相应器官组织压迫和梗阻症状。本病临床表现多样，缺乏特异症状和体征，易导致误诊误治。CT及MRI对诊断有重要意义，但确诊依靠手术及病理诊断。特发性RPF内科治疗主要是免疫抑制剂及激素治疗，而继发性RPF的治疗首先是去除病因。继发于恶性肿瘤的RPF病情发展较快，多在术后1年内死亡，因此对晚期患者是否进行手术或采用其他治疗应慎重考虑。本例因年龄偏大、伴随疾病较多、前列腺癌分期较晚，因此考虑内分泌治疗方案，如效果不佳可加用他莫昔芬。

继发性RPF常被原发病所掩盖，误诊误治的概率可能要比特发性RPF高，因此临床医师不应满足于原发病或RPF的诊断，更应努力挖掘背后隐藏的疾病，力争做到全面诊断、及时治疗。

（杨燕丽 沈 敏）

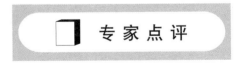

专 家 点 评

冷晓梅医师：腹膜后纤维化（RPF）是一类罕见的以炎症为基础最终导致组织增厚、纤维化的疾病，报道认为原发性RPF占70%，而另有30%为继发性，可继发于肿瘤、自身免疫性疾病、感染或药物等。也就是说，当我们诊断了RPF这一疾病后，不能浅尝辄止，还要继续寻找可能的继发因素，以免贻误病情。

基于本例患者，还有一点值得关注，RPF作为一种病因尚不完全清楚的疾病，认为可能与IgG4阳性的淋巴细胞浸润相关，

Zen 等曾报道了 17 例 RPF，其中 10 例患者血清中 IgG4 水平升高。因此，RPF 也属于包括米库利兹病、自身免疫性胰腺炎、炎性主动脉瘤、炎性假瘤等在内的 IgG4 相关性疾病（IgG4-RD）这一大家族中的重要一员。这类疾病如不合并肿瘤，预后尚好。当然，无论是 RPF 还是 IgG4-RD 都需要在诊断之后警惕肿瘤存在的可能性。本例患者由于很快借助前列腺穿刺确立了前列腺癌的诊断，故未进行 IgG4 检查，尽快开始了前列腺癌的治疗。但临床上应想到这组疾病。

　　本例为少见病中的少见病，而临床医师思维缜密，很快即确立了继发于前列腺癌的 RPF 的诊断，使患者获得了特别及时的治疗机会。读者一定可受到启发。

第 三 章

协和内科大查房

第32例 水肿-发热-截瘫

患者女性，34岁。因"水肿16个月，间断发热1年，双下肢瘫痪6天"于2011年1月入院。

1 病历摘要（第一部分）

患者于16个月前无明显诱因出现颜面及双下肢水肿，伴脱发。查血常规：白细胞（WBC）3.2×10^9/L，血红蛋白（Hb）101g/L，血小板（PLT）89×10^9/L；尿常规：蛋白5.0g/L，24小时尿蛋白定量4.03g，血白蛋白（ALB）25g/L，肌酐（Cr）正常，抗核抗体（ANA）、抗双链DNA抗体（ds-DNA）（+）；肾穿刺病理：狼疮性肾炎Ⅳ-S（A）+Ⅴ型。诊断系统性红斑狼疮（SLE）。给予泼尼松龙55mg qd→每月减5mg，25mg qd之后每月减2.5mg，来氟米特50mg/d×3d→20mg qd维持。尿蛋白逐渐减少，水肿、脱发逐渐减轻。1年前泼尼松龙减至40mg qd时出现发热，多于上午出现，体温最高39℃，下午自行降至正常，伴盗汗，中药治疗数日后体温正常。8个月前再次发热，症状同前，中药治疗约20天后体温正常。3个月前泼尼松龙减至15mg qd时第三次出现发热，体温最高40℃，上午及夜间达峰，可自行降至正常，伴盗汗、畏寒，偶有寒战，无咳嗽、咳痰。胸部CT提示"双肺结节，肺间质改变"。考虑SLE病情活动合并肺间质病变，泼尼松龙加至30mg qd，并加用左氧氟沙星，3天后体温正常。停抗生素后再次发热，将泼尼松龙改为早20mg、晚10mg，至今未再发热。1个月前患者自觉乏力、行走无力，8天前双下肢无力明显加重，无法行走，伴感觉减退、尿便失禁，6天前双下肢完全瘫痪。否认结核接触史。

既往史、个人史、月经婚育史、家族史：无特殊。

入院查体：生命体征平稳，神志清晰，对答切题。心、肺、腹查体未见明显异常。双下肢轻度水肿。脊柱无压痛、叩击痛。脑膜刺激征（−），双上肢肌力Ⅴ级，双下肢肌力0级。脐下5cm平面以下痛温觉减退，深感觉迟钝。双侧腱反射略亢进，双下肢病理反射（＋）。

□2 讨论（第一部分）

沈敏医师（风湿免疫科）：患者为青年女性，病程1年余。起病时有肾脏、血液系统受累，伴脱发，ANA及抗ds-DNA抗体阳性，已确诊为SLE。外院给予相对正规的治疗——泼尼松龙1mg/（kg·d）＋来氟米特，治疗后患者症状好转，尿蛋白量减少，提示治疗有效。但激素减量略微偏慢。病程中共3次发热，前两次时间较短，中药治疗后体温正常。本次发热持续时间较长，伴盗汗，无呼吸系统症状体征，但外院CT提示双肺内多发结节影。1个月前出现双下肢无力，仅1周就快速进展为截瘫。入院时诊断主要考虑如下：

1. SLE复发 因患者发热、截瘫症状出现在激素减量过程中，免疫抑制剂的应用又相对偏弱，因此需考虑SLE病情复发活动。神经精神狼疮（NPSLE）几乎可出现所有的神经系统症状体征，故患者截瘫高度怀疑系NPSLE所致。但如何解释患者新出现的双肺多发结节？总结我院 SLE 肺受累病例，最多见为胸膜炎，也可出现肺间质纤维化，但多表现为网格、索条影，另有少见的弥漫肺泡出血、急性狼疮性肺炎，还包括肺栓塞、肺高压等。多发结节影在 SLE 肺部受累中十分罕见。

2. 感染　患者有免疫病基础，长期使用激素、免疫抑制剂，且激素减量偏慢，近期新出现发热、肺部病变，感染不能除外。SLE 合并肺部感染发病率非常高，结合患者肺内结节、截瘫、发热、盗汗等表现，首先考虑结核感染。双肺结节弥漫分布，要警惕血行播散性结核，因外院 CT 检查系 3 个月前所做，故本次入院后需复查胸部 HRCT。而中枢神经系统结核感染多表现为神志障碍，脑膜刺激征阳性，截瘫多由于椎体结核压迫所致，但患者脊柱查体未见椎体病变的证据，所以截瘫用结核感染似乎不好解释。除结核感染外，双肺结节影还应考虑真菌感染。需进一步寻找病原学证据。

3. 肿瘤　肺内多发大小不等结节可见于弥漫肺泡癌、肺内转移癌等。但 SLE 合并实体肿瘤报道不多，且肺内肿瘤转移或副癌综合征引起髓内病变均十分少见，不好解释患者病情全貌。

因此患者入院后需要重点排查 SLE 原发病复发和感染。新出现的截瘫是危急重症，需抓紧时间诊治，我们在患者入院后两天积极完善了大部分重要的相关检查。

3　病历摘要（第二部分）

辅助检查：血常规、肝肾功能基本正常，ALB 31g/L。尿常规 PRO（－），RBC（－），24 小时尿蛋白 0.29g。ESR 116mm/1h，CRP 18.19mg/L。补体正常。IgG 19.1g/L。腰穿检查：压力、常规、生化正常，病原学（－）。行 CT 引导下经皮肺穿刺检查，已送病理及病原学，病原学涂片萋尼法抗酸染色（－）。ANA（＋）斑点型 1：160，胞浆型 1：320，抗 ds-DNA-IF（＋）1：10/ELISA 239U/ml。抗可提取性核抗原抗体（ENA）：抗 Sm 抗体原倍阳性/28、29、13.5kD，抗 RNP 抗体原倍阳性/73、32、17.5kD。血 TB-SPOT 504SFCs/10^6 PBMC，PPD 试验（＋），TB-Ab（－）。血清蛋白电泳：γ 球蛋白 28%（↑），A/G 0.7（↓）。G 试验、GM 试验（－）。血培养：需氧、厌氧（－），分枝杆菌培养结果未出。痰培养：抗酸染色、真菌涂片（－）。肺癌筛查：Cyfra211 5.57ng/ml，SCCAg 1.66ng/ml，余正常，脑脊液抗 Hu、Yo、Ri 抗体（－）。骨扫描（－）。胸部 HRCT：双肺弥漫多发结节影，双侧胸膜增厚。脊髓 MRI 平扫＋增强：$T_{10～11}$ 水平胸髓类圆形异常信号；T_3 椎体水平以下脊髓内弥漫稍长 T2 信号影；脊膜断续样强化；T_6 椎体异常信号；T_7 椎体楔形变。头颅 MRI 平扫＋增强：右侧额叶皮层下环形强化灶，右侧额叶、颞叶点状强化。

治疗经过：患者入院后发热，体温最高 38.5℃，继续泼尼松 20mg qd，10mg qn，加用拜复乐 0.4g qd 静点抗感染治疗后患者体温正常，左下肢远端肌力恢复至 I 级。

4 讨论（第二部分）

高鑫医师（放射科）：分析患者影像学特点：胸腰椎平片见胸腰椎骨质疏松，T_7椎体楔形变（图32-1）。将胸部HRCT设置成骨窗，矢、冠状位重建影像进一步明确椎体无明显骨质破坏，椎管无狭窄，因此无椎体占位性病变压迫脊髓的证据（图32-2）。胸部HRCT肺窗可见双肺弥漫结节影，偏背侧肺段分布比较集中，结节较大，密度较高，而腹侧肺段相对稀疏（图32-3）；纵隔窗未见淋巴结增大。头颅MRI可见右侧额叶类圆形等T_1长T_2信号，增强后呈环形强化（图32-4），并且右额叶前方另有一个小的点状异常强化灶。胸髓MRI：$T_{10} \sim T_{11}$类圆形等T_1短T_2异常信号，伴有环形强化，病变位置与体格检查定位相符（图32-5），此外，$T_8 \sim T_{10}$节段脊膜增厚，增强后强化。

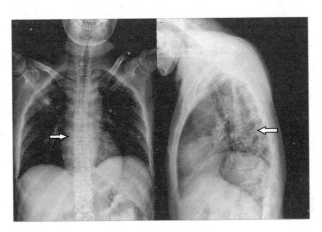

图32-1 胸腰椎平片

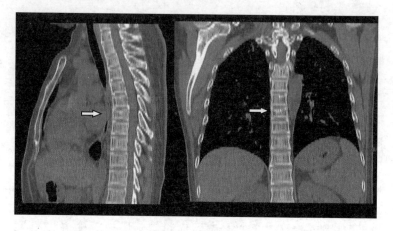

图 32-2 胸椎 CT

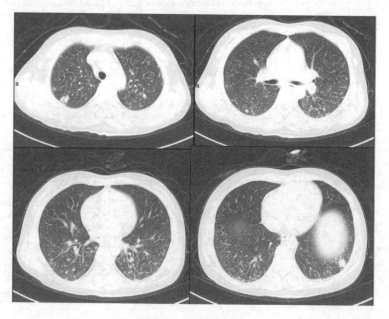

图 32-3 胸部 HRCT

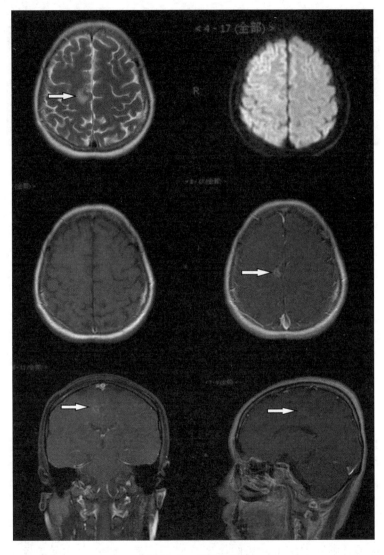

图 32-4 头颅 MRI

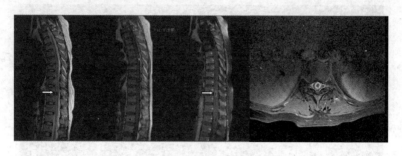

图 32-5　胸髓 MRI

综合以上影像学特点，首先考虑诊断本患者为肺及中枢系统结核感染。患者肺部多发结节表现为大小、分布、密度都不均的"三不均"分布，符合亚急性血行播散性肺结核的典型表现。关于中枢神经系统结节状异常信号，结合文献报道，"靶征"（即 T2WI 示病变中心低信号周围高信号）及增强后周边环形强化，为中枢神经系统结核瘤的特征性表现。且 $T_8 \sim T_{10}$ 节段脊膜增厚，强化明显，符合脊膜炎表现。而胸椎的骨质疏松伴有个别椎体楔形变，考虑为长期服用激素引起的骨质流失引起，没有结核相关的影像学证据。

脊髓髓内结核非常少见，根据文献报道发病率仅 2/百万，胸髓结核占其中的 3/4。髓内结核在病变初期表现为等 T1、等 T2 信号，平扫不易发现；随病变进展结核瘤逐渐形成，胶冻样物质增多，中心 T2 信号减低，形成"靶征"。"靶征"的信号可以不完整，与不同时期结核肉芽肿内的成分有关。

沈敏医师（风湿免疫科）：患者入院后第二天，根据实验室检查及影像学结果，我们作出了修正诊断——高度怀疑结核感染。患者有发热、盗汗等结核中毒症状，但肺部症状体征轻，而影像学表现重，影像学表现为双肺从肺尖到肺底弥漫大小不等结节（刚才放射科高大夫已经详细分析），并有多项炎症指标升高，TB-SPOT升高，符合血行播散性粟粒性结核特点。患者的截瘫是否是结核中枢神经系统感染所致？比较令人意外的是患者的腰穿结果完全正常。中枢神经系统结核感染患者脑脊液大多数表现出蛋白、细胞数、糖、氯化物的变化，但脑脊液正常并不能完全除外结核。患者脊髓MRI显示脊髓横断面内环形强化的"葡萄样"病变占据了脊髓横截面2/3以上。虽然患者没有颅内受累表现，但因中枢神经系统结核感染仅累及脊髓者罕见，多数同时合并颅内感染，故为患者加做了头颅MRI，并找到了类似的环形强化"葡萄样"病灶。我们分析其脑脊液阴性结果可能与结核脓肿形成、炎症包裹有关。

同时，我们反思SLE原发病是否活动？SLE患者新发肺部阴影需要首先考虑肺部感染。其他SLE肺部受累表现包括胸膜炎、急性狼疮性肺炎、弥漫肺泡出血、慢性间质性肺炎、肺动脉高压等。肺部结节影属于肺间质改变，但SLE并肺间质改变程度多较轻，并且在老年人多见，影像学多表现为中下肺纤维索条、小网格、小蜂窝影。所以该患者的肺部表现无法用SLE肺部受累解释。那么患者神经系统受累是否为SLE所致横贯性脊髓炎？SLE脊髓炎在MRI上多表现为长条形分布的异常信号，而非圆形病灶环形强化，从这一点上看也不符合NPSLE的表现。

因此，我们作出修正诊断：暂不考虑SLE原发病活动，中枢神经系统、肺部表现考虑为结核感染，需要抗结核治疗。但我们尚缺乏确凿的病原学证据，病原体也许可能为非结核分枝杆菌或者真菌。由于患者有免疫病基础，需长期服用激素、免疫抑制剂，病原学的明确对于患者未来的治疗十分重要。我们做了很多努力，但多次诱导排痰行抗酸染色均为阴性。而中枢神经系统组织活检危险性极高，脊髓活检可能造成永久截瘫，颅内病变位置又比较深，于是我们选择了 CT 引导下经皮肺穿刺检查，取肺内结节活检，分别送病理及病原学以明确病变性质。

赵静医师（呼吸科）：反复追问患者病史，患者病程中无呼吸道症状，既往亦无明确结核病史或接触史。肺部查体（－）。入院后评估 SLE 处于相对稳定状态。结核方面证据：TB-SPOT 504SFCs/10^{6}PBMC，PPD（＋），炎症指标很高。其他病原学检查：G 试验、GM 试验均（－）。肿瘤方面检查：Cyfra211、SCCAg 轻度升高。胸部 HRCT 可见双肺多发小结节影，有的小结节分布于胸膜下和叶间裂，有的小结节与次级肺小叶的肺动脉相连，似小结节"滋养动脉"，有的小结节与所有次级肺小叶结构无明显毗邻关系，右上肺尖段可见数个小结节融合形成稍大的病灶，纵隔淋巴结不大。因此，患者影像符合典型随机分布结节的 HRCT 表现。

2006 年 Chest（Vol 129：805-815）曾发表一篇文章讲述肺部多发结节的 HRCT 诊断流程，该文章中讲述，这种随机分布的结节，其本质上体现的是沿淋巴血流播散的疾病，最常见的疾病为转移性肿瘤、粟粒性感染（包括结核、真菌和病毒）。明确概念：次级肺小叶是肺的基本结构单元，包括细支气管至肺泡之间的部分，从 HRCT 上仅可分辨到与细支气管伴行的肺小动脉，而小叶间隔、肺小静脉、肺小淋巴管以及细支气管壁均无法显示。随机分布即结节与上述次级肺小叶结构（肺小动脉、小叶间隔、脏层胸膜等）均无明显毗邻关系，随机分布于双肺。

因此本例诊断方面：①根据患者病史及辅助检查首先怀疑感染性疾病。根据 HRCT 上结节随机分布的特点，符合血行感染性疾病，结合 PPD、TB-SPOT 等结果，最可能为血行感染性结核。其他病原如真菌、病毒均无典型表现；②转移瘤，结合中枢神经系统影像学表现以及病理予排除（CNS 转移瘤往往多发，部位常见于灰白质交界处，这种表现为颅内单发以及横贯脊髓的转移病变非常罕见）；③狼疮性肺炎，其本质为血管炎，主要表现为沿支气管血管束分布的斑片影，严重时可合并肺泡出血等，患者往往呼吸系统症状非常重，患者表现与此不符，暂不考虑。

另复习我院张晓彤医师等总结的27例血行播散型肺结核临床特征［中华内科杂志，2004，43（1）］，可见这类患者临床表现多不典型，呼吸道症状隐匿，以发热为主要表现，部分患者可有肝脾增大、皮疹和血三系下降。胸部影像学以浸润性改变为主，空洞少见，粟粒性结节影出现较晚，结核菌素试验多阴性，病原学检测阳性率低。12例误诊，误诊率为44.4%，12例中11例（92%）因伴发或疑为结缔组织病、血液系统疾病或肿瘤而误诊。27例患者中17例（63%）长期应用激素或反复化疗导致结核播散。这些特征与本例患者有很多类似的地方。因此，临床医师应该加强对结核病的警惕性，特别是有结核病史、免疫缺陷（包括长期使用激素或化疗）病史、合并营养不良的患者，出现长期发热和（或）有多系统损害，尤需重视结核可能。

周宝桐医师（感染科）：本病例的诊断也是感染科经常面对的困难，当免疫病与感染同时存在时往往难以判断。当然，最直接的证据是组织病理或病原学，但常难以获得。本患者肺内表现典型，TB-SPOT强阳性，可以诊断亚急性血行播散型肺结核。但中枢神经系统病变性质仍需要进一步分析。结核感染累及中枢大多表现为结核性脑膜炎，而结核瘤仅占中枢神经系统结核的1%。结核感染对于免疫力健全者，主要表现为浸润性肺结核、淋巴结结核等局限性炎症；免疫力严重受损者易表现为急性血行播散型结核，颅内病变可能出现类似于粟粒样结节的表现；本患者免疫力不健全，出现亚急性血播肺结核以及少见的中枢神经系统结核瘤，能够解释病情全貌。此外，颅内病变应注意与其他中枢神经系统占位，如肿瘤、寄生虫、其他感染包括细菌、真菌脑脓肿等鉴别。但细菌、真菌感染肺部表现常与症状平行，本患者肺部病变重，全身症状轻，不支持。无肿瘤、寄生虫相关证据。因此，结合患者全身表现，中枢神经系统病变也首先考虑结核感染。

CSF检查：结核性脑膜炎有特征性改变，可有TB-SPOT（+），甚至分枝杆菌培养（+）。但CSF改变对诊断结核瘤意义不大。我院神经内科曾总结脑结核瘤的CSF改变，大多数结核瘤患者CSF完全正常，仅有一半以下患者出现非特异变化。MRI影像学环形强化病灶为结核瘤诊断支持点，但并非绝对可靠。临床诊断需多层次依据，包括结核接触史、其他部位结核病灶、临床表现如结核中毒症状以及影像学支持。确诊依据主要有：①组织病原学、病理证据；②治疗随访，若治疗后病灶消失，病情改善，可确诊。

治疗方面：本患者应给予积极抗结核治疗。但中枢神经系统结核瘤在开始有效抗结核后，可能会从增生性病变演变出现液化、坏死，炎症反应加剧，短期内症状加重，故在治疗初期建议加用激素。对于本患者与狼疮治疗刚好无矛盾。

本例引发的思考：结核感染与免疫力低下有关，各种原因引起免疫力低的患者若出现发热、盗汗、炎症指标明显升高等表现，需高度警惕结核感染。但明确诊断仍是巨大挑战，TB-SPOT是一个重要参考指标，阳性、阴性预测值90%左右，但仍有不足，诊断需依靠对患者整体评估。

霍真医师（病理科）：该患者经皮肺穿病理结果：送检组织为灰粉组织两条，长0.6～0.7cm，直径0.5cm。HE染色（图32-6）可见明显上皮样结节及多核巨细胞反应，伴片状坏死，符合结核、真菌及结节病改变，暂时不考虑肿瘤。根据HE结果行特殊染色：抗酸染色（-），六铵银染色（-），PAS染色（-）。综合以上，首先考虑感染性疾病，结核、真菌均不能除外，明确诊断需结合临床及病原学培养综合考虑。

沈敏医师（风湿免疫科）：经过多科积极努力，患者**最终诊断**为：结核感染（亚急性血行播散型肺结核，脑脊髓结核脓肿），系统性红斑狼疮（狼疮性肾炎Ⅳ＋Ⅴ型）。本次发热和截瘫系结核感染所致。

2007年内科大查房曾由呼吸科提供过类似结核性脑脊髓脓肿的病例。该患者肺部主要表现为磨玻璃影，以及下肺结节影部分融合。该患者因肢体无力，行头颅及脊髓 MRI 显示颅内及脊髓多发环形强化"葡萄样"病灶，符合结核脓肿（图32-7）。主治医师张弘医师在当时总结了2000～2007年血行播散型肺结核累及中枢神经系统共16例患者，发现所有患者均出现脑膜刺激征表现。神经科关鸿志医师总结了2007年前共12例结核性脑脓肿患者，其中仅有1例合并出现脊髓脓肿。我们通过病案室资料检索了从北京协和医院建院至2011年3月住院病例，其中血行播散型肺结核合并中枢神经系统结核感染共50例，单纯颅内结核感染23例，合并脊髓结核感染者仅3例。由此可见脊髓结核非常罕见。

在风湿免疫科，SLE 合并脑结核脓肿的情况又如何呢？北京协和医院风湿免疫科徐东、徐燕医师曾总结1995～2001年北京协和医院收治4130例狼疮患者中，脑脓肿共15例，其中10例（66.7%）最终诊断为结核，3例奴卡菌，1例非结核分枝杆菌，另1例可能为普通细菌。10例结核感染患者中有6例从痰或组织中获得确凿病原学证据。该15例 SLE 患者原发病均稳定，所有患者均出现脑脊液蛋白质增多，MRI 表现为环形强化病灶或脑膜强化。我们形象地将这种结核脓肿环形强化病灶称为颅内的"葡萄"。在此分享近期我们风湿免疫科收治的5例 SLE 合并结核性脑和（或）脊髓结核脓肿：①病例1，20岁女性患者，新发中枢神经系统症状，曾疑诊 NPSLE，但头颅 MRI 显示多发成串分布的"葡萄"样环形强化病灶，诊断结核感染，抗结核治疗有效；②病例2，28岁女性，表现为神志障碍，一度怀疑NPSLE，后经头颅MRI发现颅内多发成串"葡萄"样环形强化灶（图32-8），给予抗结核治疗，回当地医院随诊；③病例3，21岁女性，颅内多发"葡萄"样环形强化病灶，家属放弃治疗；④病例4，24岁女性，曾被误诊为NPSLE，我院行MRI检查发现颅内多发"葡萄"样环形强化病灶并颅底脑膜强化，考虑结核感染，予抗结核并转结核病专科医院继续治疗；⑤本次查房病例，较前4例更为特殊之处在于脊髓中也出现了"葡萄"，是非常罕见的脊髓结核脓肿。

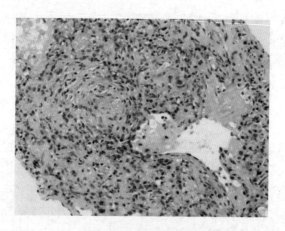

图32-6　肺组织活检病理（HE染色）

在临床工作中我们常常会遇见SLE患者出现神经系统症状体征，我们也在不断思考如何鉴别SLE原发病活动与中枢神经系统感染。我们体会，尤其在SLE病情稳定时，如果新出现神经系统症状体征，更需十分警惕感染。结核感染临床表现变化

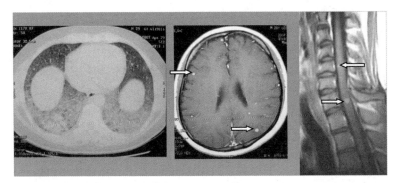

图 32-7 2007 年一例内科大查房患者的胸 HRCT 及头颅和脊髓 MRI

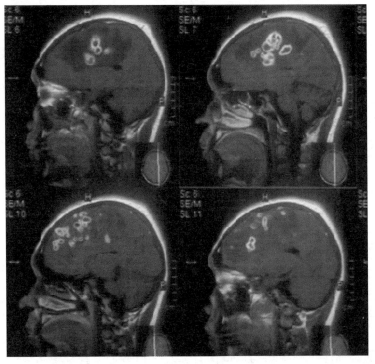

图 32-8 一例 28 岁女性 SLE 患者的头颅 MRI

多端，诊断手段有限，且病理、病原学证据不易取得，诊断十分困难，而结核感染的临床表现时常容易与结缔组织病尤其是 SLE 相混淆，也给鉴别诊断带来很大困难。更何况免疫病患者由于长期服用激素、免疫抑制剂，当同时合并结核感染时，使得症状更加不典型，比如：①我们常见的结核中毒症状午后低热、盗汗等可能变的并不明显；②激素的应用可使得结核的临床谱发生很大改变，比如结核更容易局限和包裹，一旦结核活动会更多见血行播散；③活动性结核在使用激素后很可能短期内有效，给诊断带来更多困惑。我们的体会是，对于 SLE 新出现中枢神经系统症状，需要及时完善腰穿检查及增强 MRI 检查，若后者显示环形强化灶则对结核诊断有很强提示意义。当然，并非全部环形强化灶都是结核感染，如脑囊尾蚴等寄生虫感染也会引起类似改变，但通常病灶小，中心可见囊蚴头节引起的点状钙化。非结核分枝杆菌、奴卡菌感染等也可以出现环形强化病灶。因此，积极取得病原学、病理学证据对明确诊断非常重要。

我们对于肺内感染与 SLE 肺部受累鉴别诊断的体会是：①HRCT有较大参考价值；②病原、病理学资料非常重要，特别在患者一般情况可耐受时，要积极获取病理、病原学证据，为后续治疗指明方向；③结核在中国的发病率仍然较高，需要引起高度重视。

本例患者目前已转入结核病专科医院继续治疗，应用6联抗结核治疗及激素治疗后，左下肢肌力已恢复至Ⅱ级。根据结核病专科医院医师的经验，通过早期积极抗结核治疗，中枢神经系统结核脓肿多数能够痊愈。我们期待着本例患者能够康复，走进门诊诊室随诊。

张弘医师（呼吸科）：分享此前我经管的一个类似病例，也是前面沈医师提到的那例内科大查房病例。患者是青年男性，既往体健，因发热2个月于2007年5月入院。入院后查胸部CT

示肺内磨玻璃影，给予莫西沙星治疗后患者体温正常，肺内磨玻璃影有所吸收。但治疗1周后再次发热，伴下肢肌力下降、感觉异常，很快出现截瘫，尿便失禁。MRI示颅内多个长T1、长T2信号，内可见结节影，增强后呈环形强化（图32-7）。该患者经TBLB检查，肺组织内发现干酪样坏死灶，抗酸染色阳性，确诊为血行播散性结核。经抗结核药物及地塞米松10mg qd治疗一段时间后体温正常，神经系统症状体征改善。出院后继续抗结核治疗，半年后复查症状完全消失，肺内及颅内病变完全吸收。

从这两个病例引发思考，结核感染表现的多态性值得重视。大多数中枢神经系统结核感染为结核性脑脊髓膜炎，CSF出现典型"三高"表现：压力、细胞数和蛋白升高。但临床可见诸多非典型表现，如结核瘤、结核脓肿、变态反应性血管炎等，其中结核瘤患者的CSF常无明显变化。因此，对于CSF检查正常者仍应警惕结核感染。中枢神经系统病变预后与治疗时间有关，故怀疑结核后应尽快对体内病灶进行病理及病原学检查，尽快确诊，从而争取治疗时间。此外，对结核病灶穿刺应注意加做结核菌培养，有时病理无阳性发现，病原学很可能提供有力证据。

沈敏医师（风湿免疫科）：非常感谢张弘医师的病例分享。也非常感谢各科医师在本患者诊治过程中所给予的帮助！该患者肺穿刺活检组织已经送结核杆菌培养，正在等待结果。

张文医师（风湿免疫科）：感谢沈敏医师提供的精彩病例和各位兄弟科室的精彩分析。浅谈今天我的两方面收获：①分析病情要结合临床综合分析：一个狼疮患者突然出现截瘫，通常首先考虑到狼疮横贯性脊髓炎。但本例患者狼疮的治疗相对正规，且无其他狼疮病情活动表现，突然出现截瘫，需考虑有无原发病以外的原因。经过病房的积极检查证实为结核感染，患者得到了及时诊断，这对治疗和预后非常重要；②感染问题：感染与免疫病关系密切。首先，感染造成分子模拟状态可以诱发自身免疫反应；同时，自身免疫病患者在治疗过程中常常合并感染，给判断原发病活动还是感染造成很多困难，此时应开阔思路，根据临床表现，借助影像学、病理、病原学等检查进行综合分析。

再谈一下我对免疫病患者合并结核感染的体会。自身免疫病患者本身免疫功能紊乱，经激素、免疫抑制剂治疗后更可能发生细胞和体液免疫功能低下，因此结核感染后肉芽肿形成的能力比较弱，故部分患者结核肉芽肿表现可不明显，影像学上可以不典型。此外，我们也观察到在细胞、体液免疫功能较低的结缔组织病患者，即使存在活动性结核感染，TB-SPOT 的结果也可呈现阴性，所以需要结合临床综合判断。

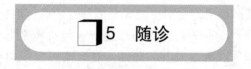

5　随诊

转当地结核病院治疗 20 天后，患者家属返我院门诊，告知患者在经过抗结核治疗数天后已拔除尿管，现已下地行走，已经出院回家继续抗结核治疗。

（刘　琳　沈　敏）

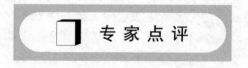

专家点评

张奉春医师：这是一个非常有教学意义的病例。由于

SLE 疾病本身的特点，以及长期使用糖皮质激素和免疫抑制剂，使得 SLE 极易合并感染，也是造成 SLE 死亡的主要原因之一。而在各种感染中结核菌感染既是 SLE 合并感染的较常见病原菌，同时在一些病例中又不易诊断。比如结核感染的临床表现不典型，未找到确切感染灶等。这个病例在 SLE 得到较好控制后，糖皮质激素减至 40mg/d 后开始间断发热，共发生 3 次，其中前两次很快控制，但最后一次迁延 3 个月未愈，在临床医师及多科密切合作下最终得以明确诊断，经抗结核治疗病情好转。如果这个病例被判断为 SLE 病情活动并按此思路处理，治疗的结果将完全相反，转归也就可想而知了。

第33例 雷诺现象－水肿－憋气

病历摘要

患者女性，61岁。因"雷诺现象1年余，眼睑水肿5个月，双下肢水肿1个月"入院。

患者2009年夏天无明显诱因双手及双足皮温下降，遇冷后变白，伴脱发。服中药后间断腹泻，多为黄色不成形便，含不消化食物。无发热、口腔溃疡、关节肿痛。2010年3月出现晨起眼睑水肿，无尿色加深及尿中泡沫增多。7月初出现右足红肿热痛，诊断"丹毒"，抗感染治疗后好转，但逐渐出现四肢可凹性水肿，伴乏力、憋气（需吸氧）。24小时尿蛋白1.67g；血红细胞沉降率（ESR）98mm/1h；IgG 18.5g/L；补体C3 0.35g/L，C4 0.073g/L；抗核抗体（ANA）（＋）斑点型（S）1∶3200，抗双链DNA抗体（ds-DNA）1∶100（＋），抗Sm、抗U1RNP（＋）；X线胸片提示双侧胸腔积液；先后两次放出胸液共1220ml，为黄色浑浊液体，胸腔积液比重1.028，细胞总数73×10^6/L，白细胞26×10^6/L，单核30%，糖10.93mmol/L，蛋白39.00g/L。诊断"系统性红斑狼疮（SLE）"。2010年8月开始泼尼松60mg qd及环磷酰胺（CTX）0.4g iv 1/2周×2次及中药治疗，因腹泻（每日5~6次，为黄色稀水便）遂停用中药，腹泻略好转，水肿逐渐好转。病程中体重下降约6kg。

既往史：1977 年诊断"甲状腺功能亢进"，经^{131}I 治疗后甲状腺功能正常；2009 年发现"甲状腺功能减低"，目前口服优甲乐。1990 年诊断"缺铁性贫血"，予铁剂治疗两年后恢复，多次监测血常规均正常。2000 年发现糖尿病，激素治疗后血糖波动。

入院查体：患者生命体征平稳，贫血貌，面部、双手及双足皮肤略肿胀，口周见放射纹，眼睑轻度水肿，双下肢不肿，双下肺呼吸音略低，心界向左下扩大，主动脉瓣听诊区可闻及Ⅱ级收缩期吹风样杂音，腹软，下腹轻压痛，无反跳痛、肌紧张，肝脾不大，移动性浊音（－），肠鸣音正常，双上肢肌力Ⅳ级，双下肢近端肌力Ⅱ级，远端肌力Ⅲ级。

辅助检查：血常规：白细胞（WBC）$(3.51\sim5.33)\times10^9/L$，血红蛋白（Hb）$54\sim96g/L$，血小板（PLT）$(92\sim149)\times10^9/L$，网织红细胞 1.2%；骨髓涂片：增生活跃，粒系中幼粒细胞比例增高，红系晚幼红阶段红细胞比例增高，红细胞轻度"缗钱"状排列；骨髓活检：骨髓组织中造血组织略减少，造血组织中粒、红系比例略降低，巨核细胞可见；尿常规：潜血：Trace，蛋白 0.3g/L；24 小时尿蛋白 0.8g；便潜血（＋）×2 次，便细菌培养、找虫卵（－），便真菌涂片：酵母样细胞；便真菌培养：克柔念珠菌，便难辨梭状芽胞杆菌（CDA）毒素测定（＋）×1 次，（－）×2 次，便 CDA 培养（－）；肝肾功能：白蛋白（ALB）$26\sim37g/L$，肌酐（Cr）$87\sim112\mu mol/L$，余正常；甲状腺功能：游离 T_3（FT_3）$0.52\sim0.54pg/ml$（↓），游离 T_4（FT_4）、促甲状腺素（TSH）正常，抗甲状腺过氧化物酶（A-TPO）、抗甲状腺球蛋白（A-Tg）正常；补体 CH50 $23.9\rightarrow35.6U/ml$，C3 $0.40\rightarrow0.54U/ml$；Ig 正常；C 反应蛋白（CRP）$6\rightarrow12mg/L$，ESR $36\rightarrow48mm/1h$；ANA19 项：ANA（＋）S 1:1280；抗 ds-DNA 抗体（＋）1:10/ELISA 法（－），抗 Sm、抗 U1RNP 抗体（＋），余（－）；Coombs 试验（－）；巨细胞病毒（CMV）IgM（＋），CMV-DNA

4500copies/ml；降钙素原、G 试验正常；T 细胞亚群：CD4$^+$T 78×10^6/L，CD4/CD8 0.2；血气分析（自然状态）：pH 7.46 ~ 7.43，PaO$_2$ 79mmHg，PaCO$_2$ 33 ~ 37mmHg，HCO$_3^-$ 23.5 ~ 24.6 mmol/L，血清乳酸（Lac）3.4 ~ 4.5mmol/L；超声心动图：少量心包积液；胸部 HRCT：右肺上叶及双肺下叶散在淡片影，考虑炎性改变可能；左肺上叶舌段小结节；心包积液，双侧胸腔积液，脾大；腹盆增强 CT + 小肠重建：胃窦壁弥漫增厚，炎性病变可能，盲肠挛缩，显示不清，各段结肠及直肠壁增厚、水肿、异常强化，考虑炎性病变可能；泌尿系 B 超：右肾轻度积水，膀胱壁毛糙，残余尿量约 579ml。

诊治经过：考虑诊断 SLE 明确，继续泼尼松60mg qd 及 CTX 0.4 ~ 0.6g iv 每周一次。患者体温正常，无憋气，仍腹泻，最多可达 10 余次/日，均为黄色稀糊便，有未消化食物。考虑肠道吸收功能较差，将激素调整为甲泼尼龙 40mg/d 静点，无效。因考虑肠道 CDA 及真菌感染，加用伊曲康唑和甲硝唑口服，腹泻一度好转，但 1 周后再次腹泻，偶有排便不能控制，肛门括约肌略松弛。曾出现尿潴留，予导尿，引出尿液 600ml。监测 Hb 及 ALB 逐渐下降，间断输血及输白蛋白治疗，并加强肠外营养。

最终诊断：系统性红斑狼疮（SLE）（肠道及泌尿系平滑肌受累），肠道难辨梭状芽胞杆菌感染。

分析与讨论

高鑫医师（放射科）：本患者胸部情况：胸片及胸部 HRCT：右上肺可见模糊斑片影，右侧水平裂增宽，双下肺可以看到胸膜下的淡片影，左肺舌叶结节影，纵隔窗可以看到双侧胸腔积液及心包积液，但纵隔未见增大淋巴结。

腹部情况：立位腹平片基本正常；小肠重建：小肠无明显异常；结直肠肠壁及胃窦壁弥漫增厚、异常强化、周围伴有水肿；回盲瓣位置偏高，结构欠清，考虑与系膜挛缩相关可能。脾大，双肾囊肿，盆腔少量积液。所及扫描范围内还可见双侧胸腔积液，较先前胸部HRCT所见有所减少。肛门区软组织影增厚。

腰椎MRI：L_{4-5}椎间盘轻度膨出，硬膜囊受压。

总结：患者肺部斑片影，首先考虑炎症改变；存在多浆膜腔积液；胃窦及结直肠表现符合炎性改变。

王迁医师（免疫科）：总结病例特点：患者为中老年女性，病程约1年，临床表现为多脏器受累：①皮肤黏膜：不典型雷诺现象、脱发，但无光敏性皮疹或口腔溃疡；②胃肠道：是最为突出的表现，主要为腹泻，进行性加重，最多约10次/天，为黄色稀糊便，含未消化食物，不伴腹痛、腹胀等，肠鸣音弱。便潜血多次阳性，但无红细胞和白细胞，粪便培养克柔念珠菌1次，CDA培养多次阴性，但CDA毒素鉴定1次为阳性。根据病原学证据加用甲硝唑及伊曲康唑无显效；③肾脏：虽尿沉渣未见异形红细胞，但存在全身水肿，24小时尿蛋白定量曾达1.67g，血白蛋白进行性下降至26g/L，提示存在肾小球病变，同时病程中出现尿潴留，B超示右肾轻度积水，不能除外肾后性梗阻性病变；④血液系统：全血细胞均有不同程度下降，以贫血最为突出，且随病情逐渐加重，最低至54g/L，需输血治疗，溶血和营养性贫血相关检查均正常；⑤多浆膜腔炎：包括双侧胸腔和心包积液，其中胸腔积液为渗出性；⑥内分泌系统：甲亢病史，经^{131}I治疗，1年前发现甲减，替代治疗中，目前甲状腺功能正常。实验室检查的主要特点是：急慢性炎性指标异常增高，补体轻度下降，血清学检查提示存在高效价斑点型ANA、抗 ds-DNA 和抗 Sm 抗体阳性。

考虑到患者多系统损害的特点并出现较为特异的自身抗体，目前诊断 SLE，但是该患者病情较为复杂和危重，各个系统的受累表现是否都简单地用 SLE 来解释尚有一些疑问，需要内科大查房协助明确，并指导下一步诊治方向。首先，消化系统方面，ALB 下降幅度与 24 小时尿蛋白定量水平不平行，加之存在腹泻，CT 提示存在肠壁增厚和强化，是否存在失蛋白肠病的可能性？该患者同时存在膀胱壁病变和肾盂扩张，结合我科以往经验和文献报道，是否有合并消化道和泌尿道平滑肌受累的可能性？其次，血液系统方面，对 SLE 诊断较为特异的贫血是溶血性贫血，而以慢性病贫血更为常见，但缺乏特异性，该患者的贫血十分突出，慢性病贫血及溶血性贫血证据不充分，且临床无失血表现，贫血原因如何考虑？第三，SLE 患者由于泌尿系平滑肌受累，常出现膀胱容量减少、压力增高，继发输尿管和肾盂扩张，患者多出现尿频、尿急症状，但该患者出现尿潴留，B 超示膀胱增大，残余尿量增多，似乎不能用平滑肌受累解释，是否存在神经病变的可能性，但脊髓 MRI 并未显示腰椎及马尾神经损伤，应该如何考虑？第四，感染方面，患者曾有一次粪便 CDA 毒素检测呈阳性，但多次 CDA 培养阴性，是否存在假膜性肠炎？CDA 毒素的临床意义如何？此外，患者巨细胞病毒（CMV）IgG 及 IgM 型抗体均为阳性，但 CMV-pp65 抗原阴性，而 CMV-DNA 曾达 4500copies/ml，CD4$^+$T 淋巴细胞数目低至 78/μl，结合患者腹泻的症状和以往 AIDS 的诊断经验，是否存在 CMV 肠炎？最后，治疗方面，患者在外院曾经过大剂量糖皮质激素及环磷酰胺治疗，之后补体回升，胸腔积液量减少，但消化系统症状进行性加重，目前营养状况极差，可能合并多种机会性感染，下一步治疗的关键是如何权衡更积极的免疫抑制治疗带来的收益和风险？

舒慧君医师（消化科）：患者为中老年女性，临床表现为雷诺现象和水肿，腹泻不是起病初期就有的症状，但患者存在间断的短期腹泻，与原发病是否有关不确定。患者近一个半月在激素及 CTX 治疗后出现腹泻，同期有中药应用史，停用中药后腹泻略好转，腹泻特点是黄色稀水到稀糊样便，每日最多 10 余次，总量小于 1000ml，无脓血，无发热及腹胀等症状，粪便 OB 两次阳性、一次阴性，CDA 毒素测定 4 次，一次为阳性，真菌一次培养出克柔念珠菌，涂片有酵母样细胞、无菌丝，CT 重建提示小肠基本正常，胃和结肠黏膜增厚、强化，炎症病变可能性大，但小肠 CT 重建对结肠黏膜厚度的显示通常不够好。

腹泻性质方面，分泌性及渗透性腹泻不考虑，渗出性和动力性腹泻皆有可能，亦可能是两种因素混合。结合患者的基础疾病为 SLE，考虑腹泻与原发病相关，国内外文献中报道 SLE 造成腹泻并不少见，也可造成失蛋白肠病，尚可引起胃肠动力功能障碍，如麻痹性肠梗阻，进一步可行 D-木糖试验、GITT 试验、粪便苏丹Ⅲ染色等进一步评价。其他可能性：①真菌性结肠炎：通常诊断困难，因为肠道中正常情况下存在白色念珠菌等真菌。诊断真菌性肠炎需要粪便连续三次涂片找到大量菌丝，或便真菌培养连续三次阳性并为同一菌种。本患者不满足上述情况，暂不考虑；②难辨梭菌性肠炎：本例患者腹泻起病前有短期克林霉素使用史，CDA 阳性，故不除外。

患者血白蛋白低，除外摄入不足、肝脏合成不足及经肾脏丢失的原因，考虑失蛋白肠病可能性大，但目前国内尚无实验检查可证明该诊断，若患者一般情况允许可行结肠镜取病理，对腹泻病因的诊断会有一定帮助。

治疗方面：除原发病治疗外，要加强营养支持治疗，可请肠内外营养科会诊；纠正肠道菌群紊乱，根据检查结果调节肠道动力。

葛瑛医师（感染科）：患者为中老年女性，SLE 诊断明确，与感染相关的主要问题就是腹泻，CDA 毒素测定曾阳性。CDA 是革兰阳性厌氧菌，在肠道中可正常存在，免疫力低下或是应用抗生素后出现菌群失调时可引起腹泻，本患者存在易患因素：①SLE 患者，外院曾用过泼尼松及环磷酰胺，之前曾用过克林霉素、阿莫西林等超过 3 周，CDA 多出现在抗生素应用后 3 天到 3 周之内，1~3 周最为多见，与病人情况相符，克林霉素、阿莫西林在肠道排泄，引起假膜性肠炎概率高；②CDA 可不伴发热、腹痛，CDA 培养阳性率低于 30%，毒素测定是目前临床上有意义的，病程 7~14 天，轻度可口服甲硝唑治疗，重度可有湖蓝色粪便，需要用万古霉素治疗，部分患者对甲硝唑耐药，但大部分患者对万古霉素都是敏感的，治疗两周后可停用。目前患者治疗已两周，可停用甲硝唑，需要加强营养，改善原发病情况，改善肠道微环境〔用双歧三联活菌（培菲康）、整肠生等〕，CDA 复发率可达到 15%~30%，故需要加强基础原发病治疗。

CMV 肠病方面，患者 CD8 有激活，$CD4^+T$ 细胞比例低，只有 78 个，故存在 CMV 感染可能。CMV 病毒一旦感染很难清除，免疫低下者即可发病，患者病程中 CMV-DNA 曾经达 4500copies/ml，最近结果提示小于 500copies/ml，10 天内 CMV-DNA 拷贝数明显下降，可能与原发病改善及现在进行营养支持相关，也可能与试剂盒不稳定相关。患者目前 CMV-DNA 拷贝数正常，若患者血象正常，一般情况可，可继续观察，或给半量更昔洛韦抗感染，若此时冲击治疗需谨慎。抗生素选择方面，尽可能少用广谱或经肠道排泄的抗生素，若无明显真菌感染的证据可停用伊曲康唑。患者 $CD4^+T$ 细胞水平下降明显，可预防性应用磺胺。

王迁医师（免疫内科）：SLE 合并 CMV 感染比较常见，我科曾对活动性或初发 SLE 患者采用检测 CMV 抗体、CMV-pp65 抗原和 CMV-DNA 三种方法进行 CMV 筛查，发现高达 30% 的患者至少存在一项 CMV 活动性感染证据，但由于 SLE 及 CMV 感染的临床表现均较为复杂，互相重叠，例如都可以出现肝功能异常、全血细胞减少等，同时应用更昔洛韦也可出现溶血性贫血及血小板减少。请问这种复杂情况下，上述检测方法对于鉴别二者的临床意义如何？

葛瑛医师（感染内科）：如何诊断 CMV 病毒感染确实是临床中较为困难的问题，目前检测手段包括 CMV 抗体（IgG、IgM），CMV-IgM 是感染急性期的标志，一般出现在感染 2 周左右，IgG 是既往感染过的指标，若近期效价与既往结果相比有升高也可提示有感染，但也发现有些狼疮患者或是不明原因发热患者中其检测结果亦为阳性，判断时需结合临床，如患者发热，IgM 阳性，找不到其他引起发热的原因，没有免疫病等原发疾病，没有用药禁忌，可给予抗 CMV 治疗，即更昔洛韦 2～3 周，5mg/kg q12h，之后实体肿瘤及移植患者需要序贯治疗。但更昔洛韦的主要副作用是可以引起血象改变，可换用膦甲酸钠注射液，不会影响血象，但会造成肾功能损伤，使用时需要水化。CMV-pp65 的检测采用免疫荧光染色的方法看白细胞中阳性染色的细胞数，受白细胞数目的影响，同时也受人工计数误差的影响，白细胞低下时出现假阴性结果的可能性大，临床上可将几种方法合用，辅助判断。目前国际上认为 CMV-DNA 的意义较大，病毒载量越高越提示病情可能进展。总之，目前有文献报道对于 CMV 感染的三种检测方法中 CMV-pp65 的敏感性及特异性较差，目前暂没有文献报道狼疮患者中存在 CMV-IgM 假阳性。

胡明明医师（内分泌科）：可查 TR-Ab 明确患者是否存在自身免疫性甲状腺炎，患者入院后复查甲状腺功能仅 FT_3 轻度下降，FT_4 正常，TSH 正常说明患者疾病尚处于疾病较轻的阶段，预后尚可。另外，患者存在尿潴留，但其他系统损伤不明显，糖尿病周围神经病变累及自主神经损伤范围应比较广泛，本患者无心脏、泌尿生殖、胃肠道、瞳孔变化及多汗等多系统受累表现，且患者入院前注意饮食控制，血糖控制可，故患者临床表现暂不支持糖尿病周围神经病变。患者近期已拔除尿管，目前自主排尿可，亦不支持自主神经病变，因自主神经病变多不可逆，可行脊神经检查进一步明确患者神经系统病变情况。患者目前血糖波动较大，中午及晚上明显，可能与激素应用有关，需加强监测，尤其是餐前血糖监测，可使用长效胰岛素即来得时，早上与激素同时使用，控制基础血糖，再加用餐前短效胰岛素，控制定点血糖，若仍控制不好可胰岛素静脉泵入加用短效胰岛素，不建议将胰岛素加到营养液中。

王迁医师（免疫内科）：Grave病用^{131}I治疗后若出现甲状腺功能低减一般出现在什么时候？本患者3年前接受^{131}I治疗，1年前出现甲减，是^{131}I治疗所致还是自身免疫性甲状腺炎所致？

胡明明医师（内分泌科）：自身免疫性甲状腺炎这一名称所指的是一种疾病连续变化谱，无论甲状腺肿大还是不肿大、甲状腺功能高还是低，都是指一种存在的疾病状态。一般来讲甲亢放射性核素治疗后2周左右可以出现一过性的放射性甲状腺炎，因放射性物质导致滤泡破坏而出现病情加重，之后2~3个月内会出现甲状腺功能逐渐下降，半年后评价FT_3、FT_4水平是否正常，但实际上可以见到甲状腺功能很缓慢下降，多年后出现甲低。此外，自身免疫性甲状腺炎的病情可以是变化的，甚至开始出现刺激性抗体而之后出现抑制性抗体，或者说存在炎症逐渐对甲状腺功能进行破坏，最终导致病情变化。

魏延平医师（神经内科）：患者上肢肌力Ⅳ级，下肢近端肌力Ⅲ级，远端肌力Ⅱ级，且有脑干症状，故患者存在明确的对称性的感觉运动性的周围神经病，同时累及自主神经。患者表现为排尿困难而非尿失禁，存在低张力性膀胱，膀胱对容量的感受有问题，这在周围神经病中比较多见。如为骶髓病变尿便障碍会更突出，马尾神经病变则根性分布不明显，故考虑患者周围神经病变诊断较为明确，若患者可以耐受可行肌电图检查以明确。糖尿病、SLE 都可累及周围神经，其中糖尿病更为多见。

王迁医师（免疫内科）：患者目前右下肢疼痛症状突出，下肢动静脉彩超未见明显异常，同时有尿潴留，核磁提示腰椎硬膜囊压迫，是否相关？

魏延平医师（神经内科）：周围神经病引起的疼痛可为单侧，但多以远端为主，很少造成整个下肢的疼痛，即使神经根造成的疼痛也多沿坐骨神经分布，全腿疼痛仍需明确是否存在主要疼痛部位及是否存在牵涉痛、有无 Laseque 征。若患者确实存在神经根性疼痛，可用糖尿病或是腰椎间盘突出症解释。

邹农医师（血液内科）：本患者 SLE 诊断明确，病情严重，目前存在血液系统受累。SLE 造成血液系统损害较为普遍，多为慢性病贫血，本患者有严重贫血，为正细胞正色素性，且铁蛋白及总铁结合力低，慢性病贫血诊断成立，但需除外自身免疫性溶血性贫血，本患者 Coombs 试验阴性，结合临床表现暂不考虑。患者营养较差，临床检查结果提示缺铁性贫血，需考虑是否存在铁摄入不足，但目前不是主要因素。患者贫血加重时正好腹泻严重，也有病毒或细菌感染可能，或药物相关因素，根据感染科意见，患者 CMV 肠炎诊断基本明确，故需考虑 CMV 病毒活动造成的一过性造血功能停滞。患者营养差、摄入少、排出多，故贫血治疗应更多着重于原发病控制及营养支持。目前患者血红蛋白基本正常，无需过多处理，若再次出现贫血，可对症输血、输注促红细胞生成素，给予营养支持及综合治疗。

王迁医师（免疫内科）：SLE 是一种常见的风湿性疾病，临床表现可多种多样，合并症亦不少见，如何鉴别某一临床表现是 SLE 病情活动所致还是合并症所致对于治疗策略的制订至关重要，所以需要非常仔细而确切地评估各个系统的受累状况。感谢各科室对本例患者各个系统表现的详细剖析，让我们对 SLE 的系统损害有了更深入的认识，尤其是一些较为少见的临床表现。本患者 SLE 诊断明确，存在肾脏、血液、多浆膜腔积液、黏膜损害等 SLE 经典的系统损害，但特殊之处在于消化系统和泌尿道表现较为罕见。目前该患者的腹泻、白蛋白低下及胃肠道动力紊乱考虑与 SLE 病情活动相关的可能性很大，但又有 CDA 等感染因素混杂其中；泌尿系表现除了平滑肌受累可能外，还应该考虑周围神经病变参与其中，二者均与 SLE 相关；贫血并非单一原因所致，原发病、肠道并发症、感染和营养性因素均可能参与其中。上述病变造成患者的一般情况极差，对激素和免疫抑制剂耐受性较低，进一步加强免疫抑制治疗可能难以给患者带来更多获益，相反可能加重血液、肾脏和胃肠道不良反应，并增加致命性感染的风险，宜维持目前治疗方案，严密监测各脏器功能，重点加强营养和对症支持治疗。

值得一提的是，随着对疾病本质的认识不断深入，临床诊治经验不断丰富，SLE 一些不典型表现如失蛋白肠病、假性肠梗阻和泌尿系平滑肌受累已逐渐被公认，并纳入新修订的 SLE 病情评估量表中（如 BILAG2004）。SLE 患者由于病情本身以及免疫抑制治疗常合并多种机会性感染，以往的经验多来自于 HIV 感染，对于自身免疫病的研究资料很少，值得进一步探讨。

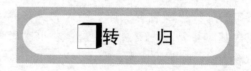

转 归

10 月 1 日夜晚患者出现感染性休克，予呼吸机辅助呼吸，先后予美平、他格适、稳可信、安浮特克、丽科伟、磺胺、舒普深、米诺环素抗感染并积极予扩容、升压等抗休克治疗，原发病方面继续甲泼尼龙 40mg qd 静脉输液，加用 IVIG 20g/d×3d。间断输红细胞悬液、血浆支持治疗。因双侧胸腔大量积液，间断引流胸腔积液。肺部感染仍无法控制。多次出现阵发房颤，间断抽搐。11 月 1 日凌晨出现持续房颤，最终心跳呼吸停止，患者死亡。

（朱晨雨　王　迁）

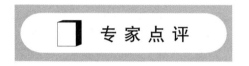
专 家 点 评

唐福林 医师：本例是活动期狼疮患者，由于多脏器受累，经积极治疗，最终因感染而死亡。这样的病例在临床上屡见不鲜。主管医师尽了极大的努力，请求多科会诊，内科大查房中多位医师提出了不同见解，决定加大狼疮本病的治疗力度，但由于患者病情严重，着实已无回天之力。该患者最大的难题是腹泻为本病所致，抑或肠道病毒感染所致，一直未能明确。试想，如在疾病早期尽可能地积极治疗或许能使疾病逆转。

从这例治疗失败的病例中我们不仅要从失败中吸取教训，而且要从教训中得以升华。我院内科已故医学大师张孝骞讲过，诊治患者"如履薄冰，如临深渊"。系统性红斑狼疮是风湿疾病的常见病，治疗过程中自始至终都面临着积极治疗本病和由此带来的感染等并发症。疾病本身的治疗是主要矛盾的主要方面，由治疗而出现的并发症（如感染）又常常使次要矛盾上升为主要矛盾。临床工作中要做到在恰当的时机选择最合适的治疗，实在不易。治疗过程中任何时候都要顾及主次，权衡利弊。要做到这一点，必须经历失败、成功、成功、失败的反复磨炼。

英文略语简解

A

AAV	ANCA（抗中性粒细胞胞浆抗体）相关性血管炎
ACA	抗着丝点抗体
ACEI	血管紧张素转换酶抑制剂
AchR-Ab	乙酰胆碱受体抗体
ACL	抗心磷脂抗体
ACR	美国风湿病学会
ADA	腺苷脱氨酶
AHA	抗组蛋白抗体
ALB	白蛋白
ALT	丙氨酸氨基转移酶，又称谷丙转氨酶
AMA	抗线粒体抗体
ANA	抗核抗体
ANCA	抗中性粒细胞胞浆抗体
ARB	血管紧张素受体阻断剂
ARF	急性肾功能衰竭
ARF	肾功能衰竭

AST	天门冬酸氨基转移酶，又称谷草转氨酶
A-Tg	抗甲状腺球蛋白
A-TPO	抗甲状腺过氧化物酶

B

BAF	细胞活化因子
BD	白塞病
bid	每日 2 次
BILAG	大不列颠群岛狼疮评估组指数
BLD	潜血
BUN	尿素氮

C

CA	糖类抗原
CCP	抗环瓜氨酸肽抗体
Ccr	肌酐清除率
CDA	难辨梭状芽胞杆菌
CEA	癌胚抗原
CIPS	钙调磷酸酶抑制剂诱导的疼痛综合征

CK	肌酸激酶	EPO	促红细胞生成素
Cl	氯化物	ESBL	超广谱 β 内酰胺酶
CMV	巨细胞病毒	ESR	血红细胞沉降率
CRP	C 反应蛋白	EULAR	欧洲抗风湿病联盟
Cr	肌酐	**F**	
CsA	环孢素，亦称环孢素 A、环孢菌素 A	FDG	氟脱氧葡萄糖
		FFS	五因素评分
CSF	脑脊液	FK506	他克莫司
CSS	Churg-Strauss 综合征	FT_3	游离三碘甲状腺原氨酸
CTD	结缔组织病	FT_4	游离甲状腺素
CTPA	肺动脉 CT 成像	**G**	
CTPA	肺动脉计算机体层成像	GERD	反流性食管炎
CTV	静脉 CT 成像	GFAP	胶质纤维酸性蛋白
CTV	静脉计算机体层成像	GFR	肾小球滤过率
CTX	环磷酰胺	GGT	γ 谷氨酰转肽酶
D		GITT	胃肠通过时间
DM	皮肌炎	Glu	葡萄糖
DNP	脱氧核糖核蛋白	GM 试验	曲霉菌半乳甘露聚糖试验
ds-DNA	双链脱氧核糖核酸	GPA	肉芽肿性多血管炎
DVT	深静脉血栓	G 试验	1, 3β 葡聚糖试验
D-dimer	D-二聚体	**H**	
E		HAV	甲型肝炎病毒
EBV	EB 病毒	HBcAb	乙型肝炎病毒核心抗体
EGPA	变应性肉芽肿性多血管炎	HBeAb	乙型肝炎病毒 e 抗体
ENA	可提取性核抗原	HBsAg	乙型肝炎病毒表面抗原
EOS	嗜酸性粒细胞	HBV	乙型肝炎病毒

Hb	血红蛋白
HCQ	羟氯喹
HCV	丙型肝炎病毒
HELLP	溶血、肝酶水平升高、血小板减少（综合征）
HLA	人类白细胞抗原
HRCT	高分辨率计算机体层成像
hs-CRP	超敏 C 反应蛋白

I

IE	感染性心内膜炎
IFN	干扰素
IgG4-RD	IgG4 相关性疾病
Ig	免疫球蛋白
ITP	免疫性血小板减少性紫癜
IVIG	丙种球蛋白

J

| Jo-1 | 组氨酰-tRNA 合成酶 |

L

LA	狼疮抗凝物
LDH	乳酸脱氢酶
LEF	来氟米特
LMWH	低分子肝素
LN	狼疮性肾炎
LVEF	左室射血分数

M

| Mb | 肌红蛋白 |

MCP	掌指关节
MCT	中链脂肪酸
MMF	霉酚酸酯
MMSE	简易智力状况检查法
MPA	显微镜下多血管炎
MPO	髓过氧化物酶
MP	甲泼尼龙
MRI	磁共振成像
MTX	甲氨蝶呤

N

NPSLE	神经精神狼疮
NSAIDs	非甾类抗炎药
NSE	神经烯醇化酶

P

$PaCO_2$	动脉血二氧化碳分压
PAN	结节性多动脉炎
PaO_2	动脉血氧分压
PASP	肺动脉收缩压
PCR	聚合酶链反应
PCT	降钙素原
PET	正电子发射体层成像
PIP	近端指间关节
PLE	失蛋白肠病
PLT	血小板
PM	多发性肌炎
PPD	结核菌素纯蛋白衍化物

PR3	蛋白酶3		SpO₂	指氧饱和度
PRO	蛋白		SRC	硬皮病肾危象
PSA-F	游离前列腺特异性抗原		SSc	系统性硬化症
PSA-T	总前列腺特异性抗原		SS	干燥综合征
PSA	前列腺特异性抗原		**T**	
PTHrP	甲状旁腺素相关肽		TA	大动脉炎
PTH	甲状旁腺素		TB-Ab	结核抗体
Q			TB-SPOT	结核T细胞斑点试验
qd	每日		TCD	经颅多普勒超声
qn	每晚		TCO₂	总二氧化碳结合力
qod	隔日		TIA	短暂性缺血发作
R			TIBC	总铁蛋白结合力
RAAS	肾素 – 血管紧张素 – 醛固酮系统		tid	每日3次
RAS	肾素 – 血管紧张素系统		TMA	血栓性微血管病
RA	类风湿关节炎		TNF	肿瘤坏死因子
RBC	红细胞		TP	总蛋白
RF	类风湿因子		TSH	促甲状腺激素
RPF	腹膜后纤维化		TS	转铁蛋白饱和度
RPGN	急进性肾小球肾炎		TTP	血栓性血小板减少性紫癜
RP	复发性多软骨炎		**U**	
S			UC	溃疡性结肠炎
SF	铁蛋白		**W**	
SI	血清铁		WBC	白细胞
SLEDAI	系统性红斑狼疮活动性评分		WG	韦格纳肉芽肿
SLE	系统性红斑狼疮		β₂-GP1	β₂-糖蛋白1